VUE

DE

CHEZ MOI

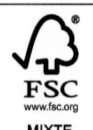

VUE DE CHEZ MOI

VICTOIRES SUR LE HANDICAP

JEAN-CLAUDE LEPAGE

© 2019, Jean-Claude Lepage

Editeur : BoD-Books on Demand,

12/14 rond point des Champs-Elysées, 75008 Paris

Impression : BoD-Book on Demand, Norderstedt, Allemagne

ISBM : 9 782322 183371

Dépôt légal : octobre 2019

PREAMBULE

Si j'ai décidé d'écrire ce livre c'est avant tout pour essayer de rendre service, de donner de l'espoir et que la vie soit plus agréable et plus facile à tous les handicapés d'une part mais aussi à toutes les personnes qui pour des raisons diverses et variées ont des difficultés devant de nombreux problèmes.

Handicapé visuel sévère depuis ma naissance ou presque, avec 1/10 faible de vision après correction et une invalidité évaluée à 95%, j'ose me lancer dans le récit de ma vie. Dans ce livre qui est donc en fait une autobiographie, j'explique mes difficultés, mes angoisses, mes défaites mais aussi mes satisfactions, mes joies et mes victoires. Je relate tout ce qui s'est passé dans ma vie depuis ma naissance jusqu'à maintenant.

Certaines parties de mon récit semblent peut-être n'avoir aucune relation avec mon handicap, mais il faut savoir que ce handicap est en permanence avec moi et m'accompagne à tout instant. Je dois presque toujours composer avec lui, même dans des situations qui paraissent complètement anecdotiques. Avec l'habitude et les adaptations, cela peut se faire inconsciemment mais dans d'autres cas il faut improviser et quelquefois sur le moment de l'action. C'est pourquoi, tout au long de cette lecture ayez toujours à l'esprit qu'il s'agit d'une personne handicapée qui écrit.

En aucun cas, j'ai la prétention d'être… quelqu'un d'exceptionnel car des personnes handicapées comme moi et même bien davantage que moi ont fait des choses beaucoup plus grandes que ce que j'explique dans ce livre. Je ne cherche pas non plus à me mettre en valeur quand j'explique toutes les choses que j'ai pu faire. Quand j'écris et que par exemple je liste mes activités, c'est simplement pour que tout le monde comprenne bien que même avec un très gros handicap, plein de choses sont néanmoins possibles. Ce que je souhaite faire passer, c'est qu'il ne faut jamais désespérer, jamais s'avouer vaincu, toujours essayer de trouver des solutions de substitutions, des adaptations, toujours aller de l'avant.

Il y a des handicapés de toutes natures et certains handicaps sont bien plus graves que le mien. Chacun a ses propres problèmes à résoudre et chaque personne est unique. Essayez de prendre tout ce que je relate dans ce livre comme une image générale et non comme un modèle à suivre à la lettre.

Dans ce récit, j'ai volontairement, par respect de la vie privée de chacun, changé certains prénoms, certains endroits et lieux. J'ai aussi modifié quelques peu le récit de quelques faits. Dans certains cas, ne possédant pas de preuves écrites et ne pouvant m'appuyer que sur ce que l'on m'a dit, il peut y avoir de petites différences avec la réalité. Ce peut être le cas par exemple dans ma toute petite enfance. J'ai aussi passé sous silence quelques parties de ma vie que j'ai jugées strictement privées et personnelles. Quoiqu'il en soit, malgré cela, le fond de mon histoire est la stricte vérité.

En aucun cas je n'accuse et fais le procès de qui que ce soit ni de quoi que ce soit. Je raconte les choses telles que je les ai vécues et ressenties.

Vous allez découvrir qu'avec le temps, un lourd handicap peut être surmonté de telle sorte qu'au premier contact personne ne s'aperçoit du mien. Vous allez voir que des défaites peuvent être transformées en tremplin pour rebondir et aller plus haut. Vous allez comprendre qu'à force de persévérance et d'acharnement les portes finissent par s'ouvrir. Je pense et j'espère que vous pourrez après la lecture de ce livre être plus fort et mieux armé malgré votre handicap et vos difficultés.

Il me reste à vous souhaiter une excellente lecture et un bon profit de mon expérience.

CHAPITRE 1

BONJOUR

Les douze coups de midi sont en train de sonner dans un petit village du centre de la France le 20 novembre 1942 lorsqu'arrive une naissance. C'est en effet ce jour-là et à cette heure-là que je suis entré dans ce monde.

Mon père, né en 1912, jardinier de son métier et ma mère née en 1913, jardinière elle aussi de son métier ont déjà une petite fille à leur charge, Josette née en 1938, ma grande sœur.

De conditions modestes, mes parents habitaient une maison en location qui comprenait certes un très grand terrain et beaucoup de dépendances, mais seulement deux pièces habitables. Ces deux pièces étaient en outre très grandes mais il n'y en avait que deux, une qui faisait office de cuisine, séjour, salon, salle de bain ; l'autre qui faisait office de chambre pour nous quatre puisque nous étions quatre depuis midi. Pour vous donner une idée de la grandeur de ces pièces, vous imaginez que dans la première il y avait l'évier, la cuisinière qui était le seul chauffage de la maison, deux grandes tables, deux grands buffets, au moins six chaises, un grand tablier de four à pain qui ne servait plus et qu'il restait beaucoup de place où l'on aurait pu danser. Dans l'autre grande pièce qui servait de chambre, il y avait un grand lit pour deux personnes, un lit d'une personne, un lit de bébé, deux armoires, deux tables de nuit, une commode deux ou trois chaises et la aussi il restait de la place où l'on aurait pu danser. L'eau courante dans la maison n'existait pas, il fallait aller la chercher au puits dans le fond du jardin, été comme hiver, quant aux toilettes, elles se trouvaient dans une cabane derrière la maison.

Cette maison se trouvait à la campagne dans un petit village, qui, plus tard, deviendra une petite ville. Presque tout le monde à l'époque se déplaçait à pied ou à vélo et je reviendrai souvent sur le vélo car ce moyen de locomotion et de sport a beaucoup marqué ma vie. Inutile de vous dire combien la vie était difficile à l'époque dans beaucoup de domaines, car la guerre battait son plein.

C'est donc dans cet endroit entouré de mes parents et de ma sœur que j'ai dit bonjour au monde qui s'ouvrait devant moi.

Ce monde, je l'ai quelques fois qualifié d'injuste, de terrible, d'horrible même, mais aussi dans d'autres circonstances de merveilleux, d'extraordinaire, de superbe avec bien entendu toutes les nuances entre ces deux extrêmes.

Mon début dans la vie ne s'est pas passé sans problèmes, loin de là. Aux dires de mes parents, parait-il que toutes les maladies infantiles possibles et inimaginables furent pour moi mais l'une d'entre elles avait été beaucoup plus grave que toutes les autres. Tout petit bébé, je fus frappé d'une terrible maladie ; on appelait celle-ci : La diarrhée verte. Il s'agissait d'une maladie très difficile à guérir à l'époque et qui vidait totalement les bébés. Cette maladie s'appellerait aujourd'hui je pense une toxicose et serait sans doute vite enrayée mais au moment où je l'avais contractée, les moyens de la médecine n'étaient pas ce qu'ils sont maintenant. Aux dires de mes parents, la mort m'a parait-il frôlée d'un cheveu mais je m'en suis sorti et pas trop mal je pense puisque je suis toujours là et n'ai pas du tout l'intention de fermer mon parapluie.

En conclusion de ce que je viens de vous dire, mon arrivée dans ce monde n'a pas été très glorieuse mais est-ce que j'en étais responsable ? Quoi qu'il en soit, la vie allait continuer et pas toujours de la meilleure des façons, en tous les cas dans la suite immédiate de mon existence.

CHAPITRE 2

DIAGNOSTIC

J'avais environ 3 mois quand mes parents s'aperçurent que j'avais un problème au niveau de la vue. Leurs suspicions s'avérèrent exactes car effectivement, j'avais un énorme déficit visuel.

Au fur et à mesure, mes parents me firent consulter des médecins, des spécialistes, des grands professeurs. Voyant leurs impuissances à mon égard, ils se tournèrent vers des guérisseurs. Hélas ni rien ni personne ne put apporter de solutions probantes à mon problème si ce n'est de porter des lunettes qui en fait améliorait mon état que très très peu. Le diagnostic était sans appel, j'étais amblyope et l'on ne pouvait rien y faire que cette toute petite correction faite par le port de lunettes.

L'amblyopie est en fait un état ou l'on est ni aveugle ni voyant, mais entre les deux avec des degrés divers de vision suivant chaque personne. Cette atteinte peut être causée par une maladie, un accident ou toute autre chose.

Mon degré de vision fut évalué à 1/10 faible de chaque œil après correction (c'est d'ailleurs toujours mon degré de vision actuel). Quant à la cause de mon problème, personne n'a jamais pu le dire. Au fil du temps et ayant consulté de nombreux spécialistes, il en a résulté que je n'avais rien aux yeux mais que cela provenait d'une lésion du nerf optique, donc à l'intérieur du cerveau et que même en changeant mes yeux le résultat resterait identique puisque le mal venait de beaucoup plus loin. Alors ! Une intervention chirurgicale ? Je n'ai jamais de ma vie voulu me faire opérer car, d'une part aucun spécialiste ne m'a promis quoi que ce soit en la pratiquant et de mon côté j'ai toujours eu trop peur que cela laisse des traces indélébiles au niveau du cerveau sans pour autant retrouver la vue. De plus retrouver la vue au risque de me réveiller à moitié ou complètement débile, pas question, autant rester dans mon état. Mon état en fait on s'en sort même avec un handicap à 95 % (C'est ce que ma carte d'invalidité indique), c'est parfois difficile voire très difficile mais on s'en sort.

Pour en revenir à la cause de mes difficultés visuelles, personne là non plus ne peut le dire. La cause est peut être congénitale, certains disent que cela peut venir de la maladie très grave que j'ai contractée quand j'étais bébé et dont je parle plus haut et qui se serait reportée au niveau du nerf optique ou bien d'autres éventualités encore. Toujours est-il que dès ma toute petite enfance je me suis retrouvé non pas aveugle mais néanmoins avec un énorme handicap et que je nommerais : entre le jour et la nuit. Je ne peux pas dire comment je vois par rapport à une personne qui a une vue normale car je ne sais pas ce que c'est une vue normale ; une personne aveugle, nous pouvons la simuler en se mettant dans le noir complet mais l'inverse, c'est impossible.

Je vais vous faire une confidence de mes pensées que vous allez sans doute trouver ridicules et absurdes tout comme je les trouve moi aussi maintenant complètement ridicules et absurdes. A certains moments quand j'étais plus jeune, j'ai regretté de ne pas être complètement aveugle. Pourquoi j'ai pu avoir ce type de pensée à certaines circonstances de ma vie ? Tout simplement parce qu'à l'époque il y avait des structures pour les aveugles, ils étaient dans leur monde. Ce n'était sûrement pas la bonne solution de les isoler mais j'avais l'impression qu'il devait être plus facile de vivre ainsi que ce que je vivais moi au milieu de tout le monde. Il faut savoir qu'il n'y avait pratiquement pas ou très peu de structures pour malvoyants. En fait je remercie vivement mes parents de m'avoir élevé, éduqué et laissé vivre au milieu de tout le monde car c'est sans doute cela qui a fait une grande partie de ma force.

Cet état de malvoyant, il a fallu que je l'assume durant toute ma vie jusqu'à maintenant et je me suis souvent posé cette question : Pourquoi nait-on avec un handicap ; je pose cette question pour tous ceux qui naissent avec et il y a des bébés qui à leur naissance sont bien plus handicapés que moi. Je trouve que naitre avec un handicap est une énorme, une incommensurable injustice ; un petit enfant qui arrive au monde n'a pas encore fait de bêtises pour être puni que je sache (sauf si nous sommes réincarnés après une autre vie) mais je ne veux pas rentrer dans ces hypothèses. Bref, étant croyant non pratiquant, j'ai quelquefois du mal à comprendre.

Au fur et à mesure de cette lecture, vous allez comprendre combien il faut se battre et ne jamais baisser les bras. Vous allez voir que surtout au début de mon existence cela n'a pas toujours été facile pour moi mais aussi pour mon entourage, puis les années passant avec des adaptations et les progrès en tous genres la vie est devenue plus facile et plus agréable.

CHAPITRE 3

MON ENFANCE

Je vais maintenant vous parler de mon enfance, de mes joies et de mes peines pendant cette période allant de ma petite enfance jusqu'à l'âge de 14 ou 15 ans environ. Je ne parlerai pas pour l'instant de l'école qui fera l'objet d'un prochain chapitre.

Comme je vous l'ai déjà dit plus haut, mes parents étaient de conditions modestes, certes nous ne manquions de rien et ils faisaient tout ce qu'ils pouvaient pour que Josette et moi soyons heureux et je dois dire qu'ils y arrivaient très bien. Bien sûr, nous ne mangions pas de la viande à tous les repas, nous n'allions pas en vacances à la mer ou à la montagne, nous n'avions pas énormément de jouets et nous n'allions pas nous promener tous les week-ends mais nous étions heureux.

Mes parents qui étaient chrétiens me firent baptiser le 19 juin 1943 et j'eu comme marraine une amie de mes parents et comme parrain son fiancé. A cette époque comme je l'ai déjà dit nous n'avions pas beaucoup de jouets, (même dans les familles aisées) ce n'était pas comme maintenant où les enfants à mon avis en ont beaucoup trop, mais bon... Donc n'ayant pas beaucoup de jouets, dès notre plus tendre enfance, moi comme tous les autres enfants jouions avec des petits riens ce qui nous obligeait et nous permettait d'être très imaginatif et inventif.

Quelques mois après mon baptême, bien que je sois encore petit, j'avais un petit banc en bois qui venait de je ne sais où avec lequel je jouais beaucoup ; hélas, un jour mon petit banc s'est cassé. « Ce n'est pas grave » a due dire ma marraine, « mon fiancé est très bricoleur, il va le réparer ». Ce qui fut dit fut fait, enfin en partie car mon parrain a emporté mon petit banc pour le réparer mais pendant cette période, leurs amours se sont dégradés, ils ont rompu et devinez : Je n'ai jamais revu mon petit banc. « Merci, merci de tout mon cœur ». Cette histoire vous fait peut-être un peu rire et vous la trouvez sans doute banale ; moi, elle m'a beaucoup fait pleurer.

Je vous ai dit tout à l'heure que les enfants de cette époque jouaient beaucoup avec peu de chose en inventant et en créant. Je dois dire que je n'étais pas du tout en reste dans ce domaine malgré mon déficit visuel. Je me souviens par exemple construire un cirque avec quelques bouts de bois et quelques vieilles toiles, cirque où je pouvais rentrer. A l'intérieur il y avait la piste et je faisais les représentations avec tous les artistes, les animaux et tous les acrobates que je représentais avec quelques petits personnages en plomb ou en plastique que j'avais eu en cadeaux, mais comme ils étaient peu nombreux, je les complétais avec des petits morceaux de bois, de papier ou des petits cailloux. Assis à l'intérieur, je mimais le spectacle, l'orchestre, le publique etc. Je jouais aussi beaucoup avec le tas de sable qui se trouvait dans la cour de la maison à divers jeux que je m'inventais. J'avais aussi quelques petits coureurs cyclistes avec leurs différents maillots, j'en avais même pas mal, car déjà petit garçon j'étais passionné de vélo. J'ai passé des heures et des heures pendant plusieurs années à jouer sur une table au tour de France et à bien d'autre courses avec mes petits coureurs et mes quelques voitures miniatures qui faisaient office de caravane publicitaire. Il y avait tous les grands champions de l'époque : Jean Robic, Gino Bartali, Fausto Coppi, Hugo Koblet, Ferdi kübler, Louison Bobet etc et bien sur moi-même et tout ce petit monde faisait la course. Je tirais au sort qui était le premier, le deuxième, le troisième etc, s'il y avait des échappés, qui passaient en tête en haut des cols, qui gagnaient l'étape, qui avaient le maillot jaune et je tenais une comptabilité stricte de tous ces classements en tout cas quand j'ai pu commencer à lire et à compter.

J'avais certainement été une ou deux fois au cirque pour que cette image soit dans mon esprit car il n'y avait pas la télé à l'époque. Ou bien on m'avait lu ou raconté le déroulement d'un spectacle de cirque. Pour le vélo, mon père était passionné de ce sport et ma mère aimait bien cela aussi, ils écoutaient le tour de France à la radio (une grande radio monumentale à lampes de l'époque). J'écoutais moi aussi très religieusement ces reportages et j'y prenais un énorme plaisir. Mon père m'emmenait de temps en temps voir des courses de vélos d'amateurs et nous étions admiratifs devant le courage de ces coureurs et tous les deux extrêmement heureux.

Je devais avoir quatre ou cinq ans, un jour, j'étais en train de jouer derrière la maison quand Josette vint me chercher en me disant de me dépêcher ; je la suivis et en arrivant devant la maison il y avait mes parents et ma marraine. En garçon bien élevé, je lui dis bonjour en l'embrassant et ne vis rien de particulier. Tout le monde me demanda alors de m'approcher du mur, chose que je fis et là, j'ai vu : appuyé au long de ce mur un joli petit vélo rouge me tendait les bras ou plutôt mes bras se tendirent vers lui. Ce fut pour moi un jour extraordinaire, j'avais un vélo à moi et je remercie encore aujourd'hui ma marraine et mes parents de m'avoir offert ce superbe cadeau.

Ce vélo était un peu trop grand pour moi mais mon père trouva la solution, il installa des calles en bois aux pédales afin que je puisse pédaler convenablement et le tour était joué. J'ai donc pu apprendre à faire du vélo et ce très rapidement pourtant sans petites roues stabilisatrices car cela n'existait pas. J'ai appris dans la grande cour de la maison et sur un petit chemin qui menait au champ voisin mais qui faisait partie de la location de mes parents. Cet endroit m'a servi plusieurs années de terrain de jeux avec mon vélo ; des tours et des tours, des dérapages en tous genres, des acrobaties et aussi bien entendu quelques buches.

Ma première vraie sortie sur la route je l'ai faite peu de temps après avoir su en faire ; Mon père, ma mère ma sœur et moi sommes allés chez mes grands-parents paternels en vélo tous les quatre. Ils habitaient dans un autre petit village distant de chez nous d'environ huit kilomètres et tout s'est bien passé à l'aller comme au retour. Bien sûr, mon entourage me prévenait quand il y avait un obstacle au cas où et puis il faut dire aussi qu'il y avait beaucoup moins de circulation que maintenant. Cette première expérience sur la route en vélo fut pour moi quelque chose de très positif.

Hep hep hep, du calme ! Je vois certains d'entre vous en train de réfléchir, en train de se poser un tas de questions, d'autres en train de se dire : il nous berne, il nous raconte des histoires, d'autres encore en train de crier au scandale en disant : avec 1/10 de vision, qu'il construise des choses avec presque rien comme le cirque décri peut être mais qu'il puisse faire du vélo en le pilotant lui-même et de plus sur la route est impossible.

Du calme tout le monde ! Je vais tenter de vous expliquer certaines choses car si vous commencez déjà à mettre en doute la véracité de mes propos vous n'avez pas fini d'être surpris, de douter et ce serait vraiment dommage car tout ce que je vous raconte est du vécu avec pour les sceptiques beaucoup de preuves à l'appui que je peux leur fournir.

Pour commencer, je suis amblyope avec 1/10 de vision de loin et de près ; 1/10 c'est très peu je vous l'accorde mais c'est énorme par rapport à quelqu'un qui ne voit pas du tout. Ensuite, mon apprentissage sur le vélo s'est fait dans un endroit que je connaissais parfaitement bien. Ma première sortie sur la route s'est faite encadrée par ma famille. D'autre part, l'évaluation visuelle se faisait et se fait d'ailleurs toujours de la même façon, en lisant de près et de loin des lettres et textes sur un tableau. De loin je ne peux lire que les deux plus grosses lettres et de près, les textes écrits en très gros caractères et encore, en m'approchant beaucoup. Ces évaluations ne tiennent compte d'aucun autre élément tel que le milieu, la lumière, la pénombre, la luminosité, le contraste etc ; en tous cas moi, je n'ai jamais passé ce test en tenant compte de tout cela. Ayant côtoyé un certain nombre de malvoyants durant ma vie, je puis dire que chaque problème visuel est particulier et unique. J'ai par exemple travaillé avec une autre personne amblyope à qui il fallait beaucoup de lumière alors que moi, la lumière me gêne beaucoup, li me faut au contraire du sombre, voir du contre-jour. J'étais kiné hospitalier à cette époque, nous avions une salle de travail, je pense que les stores de cette salle étaient de très bonne qualité et très solides car les montées et descentes qu'ils ont subi en raison de nos états respectifs est énorme ; ceci dit nous nous entendions très bien. Donc à mon avis, l'évaluation visuelle est je pense une moyenne. Dans mon cas, je dirais qu'elle est à un peu plus de 1/10 dans certaines circonstances et à moins de 1/10 dans d'autres. Je vois quelques fois de toutes petites choses comme par exemple une épingle tombée sur le sol si mon champ visuel tombe dessus et si les couleurs et les contrastes sont favorables. A l'inverse, je ne vais pas forcément voir des choses énormes qui vont être sous mon nez (Comme certains le disent, je ne vois pas une vache dans un couloir) et cette expression est à peine imagée pour moi. Enfin, il faut que vous compreniez bien malgré que vous le sachiez déjà : Lorsqu'une personne a un sens déficitaire, elle développe beaucoup plus ses autres sens. Je vois avec mes oreilles, je vois avec mes doigts et je vois aussi avec mon nez et avec ma bouche. Et pour terminer la dessus, l'envie de faire, la volonté, la persévérance et le courage aident énormément et permettent de déplacer des montagnes afin de faire des choses qui paraissent impossibles. Mais pour tout vous avouer, sachez que moi aussi quelques fois j'ai du mal à pouvoir tout expliquer.

Voilà ! C'est bon maintenant... Alors continuons à raconter mon histoire.

Je vais maintenant vous parler de quelque chose qui va sans doute encore vous étonnez. Assez jeune je dessinais et je dois dire que je dessinais même très bien. Quand je regarde les dessins que je faisais et que j'ai retrouvés dans les archives de mes parents je suis agréablement surpris. Je faisais des reproductions à main levée d'images et de B D du genre Mikey, Pluto et autres. Je prenais comme modèles les grandes images plus faciles à voir pour moi. Je regardais, j'observais bien le dessin que je voulais faire en ayant pratiquement le nez sur l'image et je reproduisais sur la feuille puis j'y mettais de la couleur en ayant là encore, le nez très près de la feuille, bientôt plus près que le crayon. J'adorais dessiner et j'y prenais beaucoup de plaisir. Bizarre pour un miro non ? Mais je pense que l'on veut toujours faire ce qui paraît impossible et difficile. Par contre, je n'étais pas bon du tout pour dessiner un paysage ou quoi que ce soit sans modèle. Je pense que la raison essentielle de cette impossibilité, c'est que ne voyant pas suffisamment les détails de ce qui m'entourait, je ne pouvais pas le restituer convenablement. Bref, ne cherchons pas d'excuse, c'est comme cela voilà tout.

Parlons maintenant un peu musique, je vous sens rassuré cette fois et pour cause, aveugles, malvoyants associés à musique c'est compatible. A la fête du village, je devais avoir une dizaine d'années, je m'étais acheté un petit harmonica avec un peu d'argent que j'avais gagné en faisant un peu de travaux de jardinage que me donnait à faire mon père. Ces travaux de jardinage, il ne me les imposait pas, non, c'est moi qui lui demandais d'en faire et il me donnait une petite pièce en remerciements de ce que je faisais. J'avais un autre petit revenu si j'ose dire ; c'était l'argent que ma grand-mère maternelle me donnait pour surveiller et jouer avec mon cousin encore petit bébé, dont elle avait la garde quand elle était occupée par exemple à faire la lessive. De plus, le jour de la fête du village mes parents nous donnaient quelques sous. Ce petit harmonica était en fait un jouet mais un jouet avec lequel il était possible de jouer des morceaux de musique. Je n'avais jamais fait de musique, je ne connaissais pas du tout le solfège, je ne savais pas du tout ce qu'était un do, un ré, un mi, ni à quoi correspondait une blanche, une noire, une ronde, mais dès que j'ai soufflé dans ce petit instrument, des airs connus en sont sortis. Ce n'est pas une prouesse, beaucoup de personnes en font autant ; cela s'appelle jouer à la feuille. Mes parents étaient ravis de m'entendre mais j'étais un peu réticent à jouer devant eux, pourquoi ? Quelques temps après, mes parents m'offrirent pour mon anniversaire un vrai harmonica en, me disant qu'ils espéraient bien entendre un peu cet instrument. Pas méchant mais sans doute un peu bête et peut-être l'adolescence qui commençait à me travailler, je ne sais pas pourquoi, une sorte de timidité m'empêchait de jouer devant eux et ils ont rarement entendu le son de cet harmonica. Je leurs demande pardon de tout mon cœur pour avoir été aussi égoïste.

L'une des premières choses que je m'étais achetée avec les quelques sous que je gagnais, fut un révolver, un révolver à amorce. Les livres et BD avec les cowboys, les shérifs, les saloons les ranchs etc étaient très en vogues en cette période et bien entendu, les révolvers allaient avec. C'est sans doute pour cette raison que j'ai voulu ce jouet ; (jouet certes mais arme quand même). Je jouais aussi quelques fois à la guerre et ma mère, comme je la comprends maintenant, n'aimait pas du tout cela. Il est possible que d'être né pendant la guerre a peut-être eu une incidence sur ce type de jeux. Je dois vous dire qu'au fil du temps, j'ai beaucoup changé par rapport à la guerre et aux armes qui l'alimente ; je suis devenu bien plus pacifiste. Je rêve d'ailleurs souvent que tout devrait se régler par le dialogue et qu'il n'y ait plus de guerre nulle part ; pensées peut-être utopique pour certain, mais personne ne peut m'empêcher de rêver.

En tant que frère, je dois dire qu'enfant je n'étais pas un modèle du genre et j'ai souvent été très désagréable avec Josette ; de plus, j'étais surprotégé par rapport à mon état et j'en profitais un peu trop c'est certain. Là aussi, je m'excuse et je demande pardon à ma charmante sœur. Mais sachez quand même aussi qu'avec elle il y avait des moments très agréables de joie et de complicité.

En plus de mes problèmes visuels, je me souviens que je parlais très lentement au début de mon existence, très très lentement. Un jour, j'étais à l'école maternelle, la maitresse pourtant extrêmement gentille s'est moquée de moi en m'imitant. Je ne sais pas si c'est cela qui a déclenché un déclic, toujours est-il que quelques temps après je me suis mis à parler normalement. Je m'en souviens comme-si c'était hier ; j'étais dans l'encadrement de la porte d'entrée de notre maison qui était ouverte et j'ai répondu d'une manière spontanée avec une élocution rapide à quelque chose que l'on me demandait. Mes parents et ma sœur furent surpris et à partir de ce jour, j'ai parlé normalement. J'ai eu aussi des problèmes nerveux qui se manifestaient par ce que l'on appelle des tics. Le plus important, en tous cas celui qui m'a causé beaucoup de désagréments vous le verrez plus tard : J'ouvrais grand la bouche et la refermais rapidement. Ces tics se sont complètement passés en grandissant.

J'ai eu la joie et aussi la peine d'être élevé avec des animaux divers. Mes parents élevaient poules, coqs, canards et lapins quant à mes grands-parents paternels et maternels, en plus de ce que je viens de citer ils avaient cochons, biquettes et chevaux de traits. Dans notre maison, il y avait aussi un chien qui s'appelait Uranne et deux chattes qui se nommaient :

Minouche et Microbe. Uranne était un superbe Groenendael avec qui nous nous amusions bien mais il avait de gros défauts, il aboyait beaucoup quand quelqu'un passait dans la rue et il adorait la liberté. Dès que le portail de la rue était ouvert ou à toute occasion qu'il pouvait trouver, il s'enfuyait et ne revenait que plusieurs heures après. Un jour, comme il en avait l'habitude il s'est enfui très longtemps, est revenu, s'est couché dans sa niche et le lendemain matin nous l'avons trouvé mort à l'endroit où il s'était couché. Il était encore très jeune et en pleine force donc tout le monde a pensé qu'il avait dû être empoisonné par quelqu'un qui en avait marre de le voir traîner. Quand les adultes aiment leurs animaux domestiques, ils sont toujours tristes quand ils meurent mais pour les enfants, c'est encore bien plus dramatique et pour Josette et moi ce fut très dur. Quant à nos deux chattes, Minouche avait un poil noir avec des parties blanches. Microbe était la fille de Minouche, elle était tigrée. Ce nom lui avait été donné en raison de la petitesse du chaton à la naissance. En fait elle n'avait jamais beaucoup grossi et même à l'âge adulte elle était restée assez petite. Comme on peut s'y attendre de la part de la fertilité des cerveaux des enfants, Microbe s'était transformé en Microtte, c'était tellement plus marrant. Quand elles ont disparu l'une et l'autre nous avons encore eu beaucoup de peine mais il fallait bien l'accepter.

Pour terminer ce chapitre, je dois vous dire que nous n'étions pas toujours que tous les deux Josette et moi pour jouer ; nous avions des copains, des copines, des cousins, des cousines qui venaient chez nous et chez qui nous allions, nous aussi.

CH1APITRE 4

L'ACCIDENT

Je devais avoir dix ou onze ans quand il est arrivé dans mon existence un très grave accident. Je ne sais plus exactement quel âge j'avais car je n'ai pas retrouvé de trace de celui-ci pas plus chez moi que dans les archives de mes parents. Je vous le raconte donc avec mes souvenirs et avec les choses qui m'ont été rapportées.

Un soir, je rentrais de l'école à vélo ; toujours sur mon petit vélo rouge ou je n'avais plus besoin de calles aux pédales et dont la selle et le guidon avaient sans doute été remontés ; je revenais donc seul de l'école. Depuis que ma sœur avait quitté l'école primaire, ma mère m'avait accompagné pendant quelques temps et ensuite j'y allais seul. Je connaissais parfaitement le chemin et la route, je commençais à trouver quelques adaptations à mes problèmes de vue et il n'y avait pas encore beaucoup de circulation.

Que s'est-il passé sur la route ? je ne sais pas, toujours est-il que je me suis réveillé dans la nuit en train de vomir dans un lit placé dans le coin d'une grande salle ou je distinguais beaucoup d'autres lits. Je dis « distinguais » car j'étais dans une sorte de brouillard qui accentuait encore plus ma mauvaise vue. Ce brouillard disparaissait petit à petit mais je suis resté dans un état second un grand moment. Il y avait du monde autour de moi mais je n'ai rien demandé à personne, ni où j'étais, ni ce que je faisais là et ni pourquoi j'étais là ; où étais-je d'ailleurs ? Au matin, j'avais repris un peu plus mes esprits. Des personnes mirent un paravent autour de mon lit afin sans doute de m'isoler des autres lits. Mes parents sont arrivés puis ensuite Josette et ils m'ont alors expliqué que j'étais à l'hôpital et pourquoi j'étais là. J'étais en fait dans une grande salle commune avec plein d'autres personnes hospitalisées et comme à cette époque, il n'y avait pas ou très peu de chambres seules et que mon état était jugé très sérieux, le personnel hospitalier m'avait isolé des autres patients avec un paravent.

Mes parents m'expliquèrent : La veille, un Monsieur qui nous connaissait est arrivé chez mes parents en voiture à cheval avec moi à l'intérieur. Il expliqua qu'il m'avait trouvé à tel endroit dans le fossé, mon vélo à côté de moi. Il expliqua encore qu'il avait essayé de me réveiller mais sans résultat ; j'étais dans le coma. Il avait donc décidé de me ramener chez moi. Chez moi, mes parents essayèrent de me réanimer mais rien à faire, ce n'était pas possible. Ils me parlaient, m'appelaient, je ne répondais pas. Ils me plaçaient les membres dans une position, ils y restaient. Tout ceci, c'est eux qui me l'ont raconté car moi je ne m'en souviens pas. Donc, ils décidèrent de me faire transporter à l'hôpital. C'était donc bien à l'hôpital que j'étais.

J'avais dû passer pas mal d'examens sans vraiment m'en rendre compte car le diagnostic est arrivé rapidement : Fracture du crâne au niveau frontal, je crois à droite. Je n'avais aucune plaie ouverte, juste un œil au beurre noir comme on dit. Les médecins étaient très ennuyés pour annoncer à mes parents ce qu'ils avaient diagnostiqué, car en plus de la fracture du crâne, ils pensaient que mon déficit visuel était aussi la conséquence de mon accident. Ces médecins furent soulagés quand ils surent que j'avais ce déficit avant l'accident. N'oublions pas quand même que j'avais une grave fracture du crâne.

Il n'y avait pas d'opération à effectuer, il fallait juste du temps et surtout pratiquement ne pas bouger du tout pendant une période assez longue, puis reprendre très progressivement une activité normale. Après un certain temps passé à l'hôpital, je suis rentré chez moi mais avec trois mois d'arrêt minimum et peut être plus. Les trois mois ont suffi à mon rétablissement mais j'avais manqué trois mois d'école ; sur une année scolaire c'est énorme mais nous en reparlerons dans le chapitre réservé justement à l'école.

Je crois que cet accident m'avait quelque peu perturbé pendant un certain temps puis au fur et à mesure tout a fini par rentrer dans l'ordre.

J'ai souvent essayé de me rappeler comment cet accident avait bien pu se faire, hélas, pour le moment je n'ai toujours pas trouvé les raisons de ma chute. Avec le temps, il y a quand même quelques flashs qui me sont apparus : Je me souviens par exemple que proche de l'endroit où l'on m'a trouvé, je me suis arrêté sur le bas-côté pour laisser passer un camion qui venait en face de moi. Je me souviens encore être assis assez haut et avoir aperçu la croupe d'un cheval devant moi (sans doute quand le Monsieur m'a ramené chez moi). Je me souviens aussi avoir entendu mes parents me parler dans la maison et me déplacer les bras. Tous ces flashs sont flous mais ils me donnent l'espoir que peut-être un jour je saurai ce qui s'est véritablement passé. Est-ce que mon déficit visuel en est la cause ? Peut-être oui, peut-être non, je n'en sais absolument rien mais j'espère qu'un jour je saurai vraiment.

CHAPITRE 5

L'ECOLE

L'école, c'est la période la plus dure, la plus désagréable et la plus douloureuse que j'ai vécue dans ma vie jusqu'à maintenant.

Mes parents étaient catholiques et ils nous envoyèrent Josette et moi à l'école privée du petit village ou habitaient mes grands-parents paternels dont le bourg et aussi les écoles se trouvaient à environ cinq kilomètres de chez nous. Ma sœur fit toute sa scolarité primaire dans cette école privée. Quant à moi, je fis simplement la maternelle dans le privé car pour les garçons l'école primaire privée n'existait pas dans ce village. A cette époque, les filles et les garçons étaient séparés, il n'y avait pas de mixité.

Je suis donc rentré à la maternelle de l'école privée je devais avoir cinq ans. La maîtresse d'école de cette classe était très gentille et très compétente et je dois dire que cette période en maternelle s'est merveilleusement bien passée. Compte tenu de mes problèmes visuels, en plus des accommodations particulières telles que déplacements devant le tableau, bureau aux meilleurs emplacements etc, cette maîtresse faisait tout ce qu'il était possible de faire pour que je puisse être au même niveau d'apprentissage que les autres enfants. C'est la que j'ai appris à lire, à écrire et à compter. Je bénéficiais bien sûr de l'aide de mes parents, car, je ne pouvais pas lire tous les livres d'école bien qu'à la maternelle l'écriture était en gros caractères. Je n'étais pas le meilleur élève, mais j'étais parmi les meilleurs et j'étais heureux d'aller à l'école.

Les petits enfants de maintenant n'ont rien inventé quand ils nous disent qu'ils ont un ou une amoureuse car à cette époque-là, j'avais moi aussi une fiancée. C'était même plus qu'une fiancée puisqu'elle m'appelait très souvent mon mari mais moi, peut-être un peu timide je l'appelais ma femme que de temps en temps. C'était vraiment un grand amour (d'enfant) qui a duré plusieurs années puisqu'il a continué quand je suis passé à l'école primaire.

A l'âge de sept ans, je suis passé à l'école primaire et là, les choses se sont terriblement gâtées. Dans cet épisode de ma vie je n'accuse personne, je relate simplement les faits comme je les ai vécus et comme je les ai ressentis et avec du recul, je me dis que peut-être l'instituteur en question vivait lui aussi très mal le fait d'avoir un élève handicapé visuel comme moi dans sa classe, car il n'avait sans doute pas eu de formation de ce type. Donc lors de cette première année de primaire, j'ai eu à faire à ce maitre d'école qui m'a vraiment donné l'impression de me laisser sur le bord de la route. Ne me demandez pas son nom car je l'ai complètement oublié sans doute par désintérêt, dédain et inconsidération que j'éprouve envers lui. Même s'il n'avait pas eu de formation adéquate, ce n'était pas une raison pour me mettre à l'écart, me laisser tomber et m'abandonner dans le désert comme j'ai eu l'impression qu'il fit. Il aurait eu ne serait-ce qu'un peu plus d'humanisme envers moi, il aurait été à mes yeux (si j'ose dire) beaucoup plus digne.

J'avais vraiment le sentiment d'être un boulet pour lui qu'il avait du mal à supporter. Ayant mes problèmes et lui ne s'occupant pas du tout de moi, je ne pouvais pas progresser. Heureusement, mes parents essayaient de combler l'énorme manque qu'il me faisait supporter, ce qui permettait de limiter les dégâts. J'avais bien juste le droit de m'approcher du tableau pour voir ce qui était écrit. Un jour, l'inspecteur d'académie devait passer le lendemain pour inspecter la classe. La veille, devant tous les autres élèves ce maitre m'a dit : « Toi tu ne donneras pas ton cahier du jour pour qu'il soit vu par Monsieur l'inspecteur et tu resteras discret afin qu'il ne te remarque pas ! » « Quelle chance tu as » me dirent la plupart des autres élèves ; « tu parles d'une chance » s'écria quelqu'un dans ma tête qui devait être mon subconscient. Timidement je crois que j'ai répondu oui aux élèves qui me disaient cela pour avoir la paix mais dans le fond de moi-même, j'étais terriblement blessé. Il était vrai que mon cahier ne reflétait pas le travail d'un bon élève mais la faute à qui, si j'avais eu un meilleur soutien, une meilleure approche vis-à-vis de moi-même, une meilleure écoute etc, le cahier aurait été plus présentable. Les preuves les plus probantes sont qu'à la maternelle, j'étais parmi les meilleurs, que dans les classes qui ont suivies celle-ci avec des maîtresses et maitres différents et enfin au catéchisme (enseignement catholique) ce n'était pas du tout la même chose. Je peux dire avec une certitude absolue que ce maitre d'école m'a fait perdre une année scolaire.

D'un autre côté, d'avoir vécu cette année vraiment catastrophique sur le plan de l'enseignement mais aussi sur le plan humain a dû me forger le caractère même si sur le moment, je ne m'en rendais pas compte. Malgré lui, cet enseignant m'a peut être rendu un énorme service.

Heureusement cet homme n'enseignait que dans une classe et par la suite, d'autres enseignants décidèrent eux de s'occuper de moi et de me donner ma chance comme aux autres enfants.

Cette année si dure pour moi avait heureusement des compensations, de par mon entourage d'abord mais aussi pour quelque chose qui me réjouissait tous les soirs de classe. Quand l'école était fini le soir, j'allais chercher mon vélo que je déposais à l'école privée ou était ma sœur puisque nous venions et repartions ensemble. Devinez qui je voyais : Ma petite fiancée de l'époque, celle dont je vous avais parlé tout à l'heure. Cette rencontre me remontait vraiment le moral après ces terribles journées.

Cette première classe de primaire se trouvait dans l'enceinte de l'école des filles. Si j'ai terriblement souffert par rapport à l'enseignant que j'avais, je ne me souviens pas avoir subi des comportements et paroles désagréables de la part des autres élèves.

En sortant de cet horrible cauchemar, je suis donc allé dans l'enceinte des garçons. Il y avait des enseignantes et enseignants qui eux m'ont vraiment pris en considération.

Dès ma rentrée dans cette école de garçons, si les enseignants étaient bien, je me souviens que pour le langage de certains élèves, les choses étaient beaucoup plus difficiles à supporter pour moi. Le terme « Biglous » peut faire sourire voir rire mais quand il est répété plusieurs fois par jour par ses petits camarades, cela fait mal quand la personne à qui ce mot est adressé est concernée par un problème de vue. Je vous ai dit plus haut que j'avais des tics dont l'un était d'ouvrir grande la bouche et de la refermer. Là encore, certains élèves avaient trouvé la définition adéquate : Gobe mouches. Bref, tout cela n'était pas agréable pour moi. A l'inverse, il y avait ceux qui cherchaient à me protéger quelque fois un peu trop à mon gout. En fait, dès mon jeune âge j'ai vite compris qu'il était bien difficile de vivre en société avec un handicap important.

Je ne dis pas qu'à partir de ce moment-là, la vie fût agréable pour moi, non et je viens d'en démontrer le contraire mais comme je l'ai dit également plus haut, les enseignants me prirent en considération et ce fut pour moi très positif.

A partir de ce moment-là les livres d'école : histoire, géographie, calcul , grammaire, sciences etc n'étaient pas écrits en gros caractères mais en caractères normaux. Mon entourage et moi-même n'avions pas encore trouvé des moyens d'adaptation et de compensation pour palier cela. Ce sont donc mes parents qui me faisaient apprendre mes leçons ; ils me lisaient plusieurs fois si nécessaire chacune des leçons à apprendre que j'écoutais dans bien des cas avec la plus grande attention. Là encore, un grand merci à mes parents qui avec une patience incroyable me faisaient apprendre de cette manière.

En classe j'étais au premier rang et j'avais le droit de m'approcher devant le tableau noir pour pouvoir lire ce qui était écrit dessus. Hélas, je n'arrivais pas à lire tout ce qui était écrit sur ce dernier car il était à une certaine hauteur afin que tous les enfants puissent le voir. Comme j'étais debout mais juste devant, je voyais ce qui était à la hauteur de mes yeux mais difficilement et même pas du tout ce qui était en haut. Pour remédier à cela, il fallait que je sois très attentif aux explications et corrigés qui accompagnaient en principe l'écriture du tableau. Néanmoins, j'arrivais quand même à m'en sortir assez bien. J'étais très bon en calcul et très mauvais en orthographe. Le fait de ne pas voir comme il aurait fallu au tableau et de ne pas pouvoir lire les livres d'école moi-même sont peut-être les causes de mes fautes d'orthographe mais je pense que ce ne sont pas les seules.

Je ne sais pas pourquoi mais j'ai beaucoup plus de souvenirs de l'enseignant que j'ai eu lors de mes dernières années de primaire que des deux autres, ils s'occupaient pourtant aussi très bien de moi. Presque tous les faits et anecdotes que je vais raconter maintenant se sont passés avec ce maître.

A cette époque, les AVS (Auxiliaires de vie scolaire) et les AESH (Accompagnants des élèves en situation de handicap) n'existaient pas ; il fallait faire sans, donc se débrouiller.

J'excellais en calcul, je me souviens par exemple que les problèmes à résoudre dans cette matière étaient inscrits au tableau. L'instituteur nous lisait l'énoncé et nous donnait un certain temps pour les faire. J'écoutais attentivement le maitre en prenant quelques chiffres au vol par écrit mais souvent ce n'était pas suffisant, il me fallait une deuxième lecture. Nous étions deux par table et je demandais très souvent à l'élève qui était à côté de moi de me relire tout bas ce qui était écrit au tableau. Il acceptait de le faire bien volontiers. Pour le remercier, il m'arrivait quelquefois de l'aider à résoudre un problème mais que très rarement. Nous nous aidions mutuellement et nous savions que l'on pouvait compter l'un sur l'autre. L'instituteur ne nous a jamais fait une quelconque remontrance à ce sujet pourtant je suis bien certain qu'il en avait connaissance. J'avais une énorme satisfaction à pouvoir résoudre tous ces problèmes de calcul mais c'était au prix d'énormes efforts et d'une dépense d'énergie cérébrale très importante.

Un jour, toujours en calcul, je ne sais plus quel type de problème il fallait résoudre, mais je me souviens que c'était très compliqué puisque même l'instituteur s'était momentanément trompé. A la fin de l'exercice nous étions je crois quatre à avoir réussi tout du moins en partie ce problème. L'instituteur nous avait fait venir au tableau pour faire la correction. Après de nombreuses explications de chacun, le maître a déclaré que j'avais tort. J'ai bien encore un peu essayé de prouver que c'était moi qui avait raison mais rien à faire donc résigné mais ne comprenant pas, je n'ai plus rien dit. Dans l'instant qui a suivi, nous étions encore là au tableau, j'ai vu notre instituteur les yeux fixés sur ses notes en train de réfléchir et au bout d'un moment s'écrier en s'adressant à moi: « Mais c'est toi qui a raison, ton raisonnement est juste, tu es le seul à avoir réussi ce problème, c'est très bien mais enfin pourquoi te laisses tu faire, défends-toi ». Oui, j'étais le seul à avoir le bon résultat et je me suis presque fait engueuler (dur, dur). C'était un très bon enseignant mais aussi très particulier.

Toujours avec cet instituteur nous faisions des rédactions sur divers sujets. Avec l'énoncé du sujet, le maître nous donnait des exemples et nous laissait ensuite faire travailler notre imagination ; enfin c'est ce que je croyais au début. J'essayais toujours de rédiger un texte qui soit le mien sans répéter ce qu'il nous avait donné en exemple et je n'avais jamais de bonnes notes loin de là. Au fur et à mesure des corrections qu'il faisait, j'avais remarqué qu'il donnait toujours en exemple en les lisant devant tout le monde et en les notant très bien des textes qui ressemblaient presque comme des copies aux exemples qu'il avait donnés. Un jour, j'ai donc décidé de ne pas me creuser la tête à trouver quelque chose d'inédit mais au contraire de faire ma rédaction avec une grande partie des exemples qu'il avait donné. Le résultat fut au-delà de mes espérances, ma rédaction a été lue, donnée en exemple à tous les élèves et j'ai obtenu une super note. A partir de ce jour, j'ai toujours eu une bonne note en rédaction sauf une ou deux fois quand j'ai retenté de rédiger sans tenir compte de ces exemples. Je ne pense pas que cette méthode soit la meilleure pour développer l'imagination et la créativité mais je pense que cet enseignant qui je le redis était très compétent récompensait les élèves qui écoutaient et étaient attentifs à ce qu'il disait.

Je vais maintenant faire une grande parenthèse pour vous expliquer ce qu'était l'école primaire et à quoi elle nous amenait. Je reprendrai les récits et anecdotes de celle-ci plus loin.

A cette époque donc, l'école primaire était obligatoire pour tous. L'enseignement se faisait dès l'âge de sept ans jusqu'à l'âge de quatorze ans avec des matières qui, à mon sens, étaient très importantes. Avec cet enseignement, nous pouvions ensuite faire face à tout ou presque ce qui pouvait se présenter dans la vie de tous les jours et même au-delà.

Dans cet enseignement il y avait : L'orthographe, la rédaction, le calcul, les sciences, l'histoire, la géographie, la lecture, le dessin, le chant, la morale et même le travail manuel. Très peu d'élèves se destinaient à suivre leurs études comme nous disions à cette époque. Je ne me souviens que d'un seul élève dans ma classe qui avait passé l'examen d'entrée en 6 ème qui se faisait, je crois, à l'âge de onze ou douze ans. Tous les autres élèves suivaient cet enseignement qui aboutissait au passage de l'examen appelé : Certificat d'études primaires élémentaires (C E P ou certif), qui se faisait dans la quatorzième année.

Cet examen était assez difficile et il était accompagné d'un brevet sportif populaire, obligatoire, délivré par le ministère de l'éducation nationale et de la direction générale de la jeunesse et des sports. Il avait lieu un peu avant les épreuves du certificat d'études. Ce brevet sportif comprenait : Une épreuve de saut en hauteur avec élan, un lancer de poids, une course de 50 mètres et un grimper à la corde lisse. Pour être reçu, il fallait obtenir la moyenne des points pour l'ensemble des épreuves. Les points obtenus au-dessus de la moyenne donnaient un bonus pour les épreuves écrites.

Evidemment, pour le saut, j'avais des difficultés à voir le fil mais l'enseignant qui nous entrainait à ces épreuves accrochait un tissu de couleur au fil. J'avais ainsi moins de difficulté à voir ce dernier. Une chance, les examinateurs acceptèrent ce passe-droit. Pour les autres épreuves, je n'avais pas de problème majeur.

Ce certificat d'études primaires élémentaires nous permettait à l'époque d'être bien armé et de passer à l'apprentissage d'un métier car la plupart des garçons de quatorze ou quinze ans rentraient en apprentissage pour apprendre un métier. Pour les filles c'était peut-être un peu différent car après leur certificat d'études, elles s'orientaient plus vers des métiers intellectuels. Ma sœur après le C E P a par exemple fait une formation de sténo dactylo, ce qui lui a permis par la suite de devenir secrétaire de direction dans une compagnie d'assurances. Le certificat d'études primaires élémentaires à cette époque n'était pas une épreuve au rabais, il fallait un enseignement général complet pour le réussir. Certes, il n'y avait pas de langues étrangères, pas de philo, pas de maths, mais nous savions lire, écrire, compter et pour la vie de tous les jours de ces années-là, c'était très bien.

Revenons maintenant à ma scolarité pour arriver à l'obtention de ce diplôme et aux différents récits et anecdotes la concernant.

En ce temps-là, nous étions notés et classés. Tous les mois il y avait ce que l'on appelait : Les compositions ; ces compositions se faisaient sous forme d'examen avec les matières du certificat d'études et tout était inscrit sur un carnet où l'instituteur mettait ses appréciations et que nous devions faire signer par nos parents.

Je dois bien reconnaitre que ce n'était pas parce que j'avais mon handicap visuel, que je ne bougeais pas, que j'étais sage comme une image et que je ne faisais pas de bêtises, non, loin de là.

Exemple, à cette époque, la classe était chauffée avec un poêle à charbon que les élèves à tour de rôle venaient allumer à 3 ou 4 le matin avant la classe. Avec le peu d'argent qui était dans nos poches, nous avions acheté un paquet de cigarettes (Il y avait je me souviens des petits paquets de cigarettes qui n'étaient pas chers du tout mais qui étaient vraiment horrible à fumer). Un matin en allumant le poêle, nous décidâmes d'en fumer une petite chacun. Nous avions pourtant fait en sorte que rien ne soit détecté mais quand l'instituteur (toujours le même) entra dans la classe en claquant ses sabots par terre, il s'écria : « On a fumé là-dedans ! » Les choses en restèrent la jusqu'au carnet de notes mensuel qu'il fallait faire signer par les parents. Heureusement c'était un mois où j'avais bien travaillé avec de bonnes notes ; je crois que j'étais 5 eme et l'instit avait marqué : Bon travail mais je voudrais bien qu'on s'abstienne de fumer la cigarette en classe. Ce carnet, il fallait le ramener au maître, signé par les parents. Certains élèves signaient leur carnet eux même et j'avoue que j'y avais pensé mais je savais que si mes parents ne voyaient pas le carnet ils me l'auraient sans doute demandé et les choses auraient sans doute été encore plus graves. C'est donc dans mes petits sabots que j'ai présenté mon carnet à mes parents car s'ils étaient extrêmement gentils, ils ne rigolaient pas avec la discipline. Je ne sais pas pourquoi, ils ont signé et ne m'ont absolument rien dit. Peut-être que les bons résultats y étaient pour quelque chose. Il est possible que cette histoire fasse rire et hausser les épaules des élèves d'aujourd'hui mais il faut bien se dire qu'il y a 60 ou 70 ans les choses n'étaient pas du tout comme maintenant.

A la récréation, à un certain moment, nous avions un jeu qui consistait à se tenir par la main à plusieurs partant du centre de la cour et allant jusqu'à l'extrémité d'un côté et de tourner ; celui qui se trouvait au centre de la cour tournait pratiquement sur place, le deuxième tournait en avançant un peu, le troisième un peu plus et ainsi de suite pour arriver au dernier de la chaine qui lui tournait très vite en courant avec un élan énorme. Nous changions de place car il fallait que tout le monde profite de tous les placements. J'avais l'habitude de ce jeu mais un jour que j'étais en bout de chaine, je courrais entrainé par un important élan, je me suis écrasé le visage sur le mur du préau. Je n'avais rien d'autre ailleurs mais j'avais le visage en sang. Tout le monde s'est précipité pour me secourir ; heureusement ce n'était que superficiel et durant le reste de la journée je me souviens que tout le monde ou presque est resté très attentif à mon égard. Peut-être qu'avec une vue normale j'aurais pu éviter le mur, je n'en sais absolument rien. De toute façon le mal était fait. Je crois qu'à la suite on nous a interdit ce jeu, dommage, je trouvais qu'il était bien amusant.

Voici maintenant une petite histoire qui va sans doute encore faire sourire les enfants de maintenant mais là encore il faut remettre les choses dans le contexte des années 1950. Les cours de récréation des filles et des garçons étaient séparées par un grand mur, puis dans une nouvelle école seulement par un grillage ; (les choses commençaient à s'améliorer). Compte tenu de ma mauvaise vue, je ne pouvais pas voir très bien les filles de l'autre côté du grillage mais à la cantine, nous étions mélangés tout comme au catéchisme. A ces endroits, je pouvais plus

Facilement m'approcher des nanas (on les appelait comme cela à l'époque). Je devais avoir 13 ou 14 ans et j'en avais remarqué une qui me plaisait bien. Je ne pense pas que la réciproque existait chez cette fille mais bon. Un jour en classe, j'avais écrit une lettre à cette fille en lui déclarant mes sentiments. Mon voisin de table ne trouva pas mieux que de me prendre cette lettre et ne voulut jamais me la rendre. Je tiens à préciser que ce n'était pas celui qui me lisait les problèmes de calculs. A la récré il fallait bien que j'essaie de régler ce diffèrent et il y eu une petite bagarre qui s'est terminée par l'intervention de l'instituteur. A notre retour en classe, le maître a demandé des explications et il appris la présence de cette lettre qui était arrivée dans la poubelle à papier ; Il la prit, la défroissa, la lue et s'adressant à moi, il dit : « Très bien, je vais demander à Madame l'institutrice si tu peux aller dans la classe des filles afin que tu puisses t'exprimer de vive voix ». Le lendemain, j'étais attendu chez les filles pour y passer 2 heures. J'y suis allé mais j'étais très mal à l'aise car j'étais le seul garçon au milieu de toutes ces filles et je ne savais pas du tout à quelle sauce j'allais être mangé mais en fait cela s'était assez bien passé. Quelques temps auparavant un élève avait déjà écrit une lettre à une fille et cela avait fait le tour du village. Mes parents prévoyants m'avaient alors dit : « Qu'il ne t'arrive surtout jamais ça ! » Jamais ils ne m'ont parlé de ce fait ; pourtant ils avaient bien du en avoir des échos .

Cet instituteur exceptionnel, s'il avait exercé comme professeur des écoles à l'heure actuelle aurait sans doute eu quelques problèmes avec l'éducation nationale. Je ne veux faire le procès de personne je veux simplement relater les faits. Ce qu'il faut bien savoir, c'est qu'à cette époque nous n'allions pas nous plaindre à nos parents quand nous recevions une gifle voir plusieurs gifles données par l'instituteur car le plus souvent elles étaient bien méritées et en le disant aux parents il y avait de fortes chances pour qu'ils en rajoutent une ou deux à leur tour. Pourquoi je dis qu'il aurait certainement eu quelques problèmes , parce qu'il avait un comportement physique et verbale assez rude. Le nombre de claques qu'il a distribuées sur la figure des élèves tout au long de sa carrière doit être impressionnant si j'en juge de par ce que j'ai reçu moi-même ainsi que les autres élèves durant les quelques années où nous avons été dans sa classe. Quand on avait fait une bêtise ou que l'on bavardait ou riait, voilà comment il pratiquait : Il faisait un petit signe de la main et disait « arrive ! » nous venions jusqu'à son bureau, là, il nous donnait une magistrale gifle et ajoutait « à ta place ! » Inutile de vous dire qu'on en recevait tellement que cela nous faisait ni chaud ni froid. L'un des élèves poussait même la plaisanterie de retrousser ses manches en allant vers l'instit d'un air de dire : je suis prêt à me battre et au retour après avoir reçu sa gifle, il baissait ses manches. J'ai même vu cet instituteur donner une copieuse fessée à un élève ; il l'avait mis à plat ventre sur ses genoux et il tapait allègrement sur son cul. Ces gifles comme je viens de le dire n'avait plus aucun effet sur nous par contre il y avait des paroles qui pour ma part me blessaient terriblement. J'étais assez grand pour mon âge, j'étais au premier rang donc bien visible, j'avais le rire assez facile et l'un des élèves derrière moi disait plein de choses pour me faire rire et là, en plus de la claque il me traitait de : « Grande bête ». Ces deux mots, je les entends encore tellement ils m'ont blessé. Quand il me disait cela, ma petite voix intérieure se réveillait et disait : « Un jour je démontrerai que je ne suis pas une grande bête ». Dans ces temps-là, les choses étaient comme cela et je me répète mais c'était un très bon instituteur avec qui j'ai beaucoup appris.

Il y eut à un certain moment des tests d'orientation ou quelque chose comme cela. Ces tests ne se passaient pas dans notre école mais dans une école voisine que je ne connaissais pas. Il y avait des questions diverses, je ne voyais pas bien et même pour quelques unes pas du tout et pour certaines autres cela était très difficile de répondre. Le résultat est arrivé quelques jours après et devinez la surprise, dans le résultat de ces tests il y avait entre autre : Coup d'œil rapide. Surprenant non pour quelqu'un qui a un degré de vision de 1/10 à chaque œil après correction. Avec le temps, je me dis que c'est peut-être vrai et que c'est sans doute pour cette raison que je peux faire beaucoup de chose.

Le catéchisme se faisait aussi avec des interros et classements et j'avais de meilleurs résultats qu'a l'école. J'apprenais cet enseignement avec les même difficultés et problèmes qu'à l'école ; alors pourquoi les résultats étaient-ils meilleurs ? Et pourquoi à l'école maternelle qui était une école privée avais-je aussi de meilleurs résultats ? Je vous laisse juge pour donner une réponse. C'était le curé du village qui faisait cet enseignement et c'est une personne que j'ai beaucoup apprécié et à qui je dois aussi beaucoup. Je dois aussi beaucoup à tous les enseignants que j'ai eus même à celui qui m'avait abandonné sur le bord du chemin puisque comme je l'ai déjà laissé entendre il m'a permis sans doute d'être plus fort.

Baptisé en 1943, première communion en 1954 et confirmation en 1955 ; mon enseignement catholique était complet. Ce n'est pas pour autant que j'ai continué à être pratiquant ; croyant oui mais non pratiquant. Attention, quand je dis croyant, cela ne veut absolument pas dire que je crois à tout ce que l'on m'a dit à ce sujet, non. En fait, je crois en une force qui serait au-dessus de nous que l'on appelle Dieu, Puissance universelle, Force de l'univers ou autres, et qui serait la même pour tous. Je crois en quelque chose de ce type et il serait merveilleux si toute l'humanité arrêtait de se battre sur des questions de religion.

Pour ma communion mes parents voulurent me faire plaisir en invitant toute la famille et faire une belle fête car disaient-ils, je n'avais jamais eu de chance et l'on n'avait jamais vraiment fait de grandes festivités pour moi. Ce fût effectivement une très belle fête qui reste quelque chose qui a compté dans ma vie.

Je pourrais continuer à vous raconter des histoires et anecdotes d'école mais je pense que cela suffit. Sachez que cette période scolaire même s'il y eut des moments agréables fut pour moi une période extrêmement difficile, ce fut même à certains moments l'enfer. La dépense énorme d'énergie qu'il me fallait pour faire face à tout ce qui se présentait devant moi compte-tenu de mon déficit visuel, les brimades, les incompréhensions de certains, les moqueries ; font que j'avais l'école en horreur.

En 1956, j'étais dans ma 14 ème année je fus présenté par mon instituteur à l'épreuve du certificat d'études primaires élémentaires. Je fus reçu au brevet sportif populaire mais hélas j'eu un échec aux épreuves du certificat d'études. Les causes en étaient nombreuses et explicables : Une année de gâchée et de perdue dès le début, un gros retard accumulé l'année de mon accident où je fus 3 mois sans aller à l'école et enfin, mon handicap visuel qu'il me fallait surmonter. J'avais réussi malgré tout cela à arriver jusque-là sans redoubler mais le but final n'était pas atteint.

Deux solutions étaient alors possibles : soit arrêter l'école, soit redoubler une année pour tenter à nouveau le certificat d'études. Je viens de vous le dire, j'avais l'école en horreur pour de multiples raisons et je ne voulais plus en entendre parler. Si je ne retournais pas à l'école, il fallait que j'apprenne un métier, que je travaille or, le métier que je voulais faire depuis très longtemps était un métier incompatible avec ma très mauvaise vue. En effet, je voulais être menuisier, travailler le bois sous toutes ses formes m'aurait passionné. Tout le monde disait et je le croyais moi aussi que ce métier ne pouvait pas me convenir. Vous apprendrez plus tard, tout comme je m'en suis rendu compte moi aussi des années après que cela aurait sans doute été possible mais bon, à ce moment-là cette non compatibilité faisait l'unanimité. C'est alors que des assistantes sociales entrèrent dans ma vie pour envisager des éventualités de professions pour moi. Elles étaient deux femmes à avoir pris mon dossier en mains mais malheureusement ce ne fut pas concluant. Elles proposèrent quelques possibilités en allant même visiter un établissement de formations professionnelles d'aveugles et mal-voyants. Après avoir visité l'établissement et avoir été reçu par la direction, nous n'étions pas emballés du tout pour diverses raisons et la décision fut prise : Je n'irais pas dans cet établissement. Les solutions étaient extrêmement limitées. Elles me proposèrent par exemple de faire une formation de masseur; (le métier de masseur kinésithérapeute se résumait à masseur à l'époque). A ce moment-là, ce métier ne me plaisait absolument pas et de plus, il fallait avoir le bac pour entrer dans cette formation, donc encore beaucoup d'années d'études ; pas question pour moi.

C'est donc à mon grand regret mais obligé par rapport à ce contexte qu'il fut décidé que je retournerais un an à l'école afin d'obtenir si possible mon certificat d'études et que durant cette année nous puissions réfléchir à ce que je ferais après.

Après encore une année de galère j'obtins mon certificat d'études et pour la deuxième fois mon brevet sportif. Enfin, c'en était terminé avec l'école mais il fallait maintenant entrer dans une autre phase de mon existence, trouver une activité compatible avec ma déficience visuelle.

CHAPITRE 6

APRES L'ECOLE

J'avais donc mon certificat d'études en poche et j'étais âgé de 14 ans. Mon père qui était contremaître dans une pépinière de la région avait pensé me faire entrer comme apprenti dans cette entreprise et ma mère tout comme moi étions d'accord. J'avais déjà travaillé un peu dans ce domaine avec mon père puisqu' il avait beaucoup de terres et qu'il élevait quelques arbres. Hélas, son patron refusa de me prendre dans son entreprise sans doute en raison de mon handicap même si ce n'était pas dit ouvertement. Les choses commençaient mal et il fallait chercher ailleurs. Toujours accompagné de l'un de mes parents, les recherches n'étaient pas fructueuses. je me suis présenté par exemple dans une fabrique de poterie, faiencerie où j'ai été pris à l'essai. Très vite, tout le monde s'est rendu compte que ce n'était pas possible. Nous avons pensés ensuite que boulanger était peut-être compatible. A la suite d'une offre d'emploi demandant un apprenti boulanger, je fus là aussi pris à l'essai pour un certain temps. Je ne sais plus combien de temps j'y suis resté mais j'ai eu l'occasion de savoir ce que c'était que le métier de boulanger et de comprendre ce qui était facile et compliqué pour mon état. A la fin de la période d'essai le patron a déclaré que je faisais très bien le travail qu'il m'apprenait mais que par la suite j'aurais sans doute des difficultés essentiellement pour enfourner et défourner le pain surtout au bon moment et qu'il préférait être franc plutôt que d'annoncer cela plus tard. Il avait certainement raison compte tenu de ce qu'il avait observé et c'était vrai à ce moment précis. Beaucoup plus tard, après de multiples adaptations et recherche de solutions en tous genres, je crois que j'y serais arrivé. Au moins, il avait fait pour le mieux, m'avait donné ma chance et avait été honnête mais il fallait repartir à zéro.

Durant cette période de recherches, je n'étais pas resté sans rien faire, je travaillais un peu dans le jardin de mes parents et j'avais fait un énorme travail chez une de mes tantes. Après le décès de mes grands-parents paternels qui étaient propriétaires d'une maison et d'un grand terrain en raison de leur profession ; l'une de mes tantes, sœur de mon père acheta le tout. Sur une grande partie de ce terrain se trouvaient un nombre important de poiriers assez imposants dont la variété de la plupart d'entre eux étaient des williams. Je ne sais pas pourquoi ma tante voulait s'en débarrasser mais ce que je sais c'est que ce travail fut confié à mon père. Nous en avons donc arraché un peu tous les deux mais la plus grande partie, c'est moi qui m'en suis occupé puisque mon père avait son travail et que moi j'étais libre. J'étais assez costaud comme on dit mais je vous assure que pendant de nombreuses journées j'ai beaucoup sué et j'y ai laissé énormément de fatigue mais en fait j'avais le sentiment d'être utile. Je ne me souviens plus mais ma tante a dû me payer pour ce travail très pénible et elle a pu louer ensuite ce terrain à des agriculteurs pour qu'ils y fassent pousser blé, orge et maïs.

Certes j'avais beaucoup sué et je m'étais beaucoup fatigué mais hélas je n'avais toujours pas d'apprentissage ni de travail qui pouvait me convenir, pourtant, à cette époque le travail ne manquait pas et on ne parlait pas de chômage.

Au mois de février 1958, huit mois après avoir décroché mon certificat d'études, nous nous sommes présentés, ma mère et moi, à une offre d'emploi chez un grossiste en articles de ménages, céramiques, poteries qui cherchait un employé de magasin. S'il n'y avait eu que le contremaître, je n'aurais peut-être pas été embauché mais heureusement le patron était là, et lui a accepté de m'embaucher à l'essai. J'ai donc commencé à travailler dans cette entreprise, l'essai fut concluant et j'y suis resté cinq ans. Au départ, je faisais la préparation des commandes ramenées par les représentants de la maison ; ces commandes étaient ensuite chargées en camion et livrées chez les clients. Il fallait aussi décharger et ranger les arrivages qui se faisaient par camions ou par wagons. Au bout d'un certain temps, j'ai eu la possibilité de devenir convoyeur ; c'est-à-dire que j'étais capable de charger les camions de la maison par client mais aussi en associant dans le chargement des choses très diversifiées, fragiles comme par exemple de la vaisselle en céramique ou en porcelaine, des verres normaux et qui pouvaient aussi être en cristal avec de la poterie, type pots de fleurs de toutes tailles, vasques, saloirs, grosses poteries etc. Le tout devait arriver chez les clients sans casse et j'accompagnais le chauffeur pour faire ces livraisons qui duraient un, deux ou trois jours.

Le patron de cette entreprise faisait aussi quelques tournées de temps en temps et en même temps il allait chez des fournisseurs pour ramener de la marchandise. C'était toujours moi qui partait avec lui, il m'aimait bien et me faisait confiance et je dois dire que de mon côté, si les premières fois j'avais eu quelques appréhensions, par la suite j'aimais bien aller en tournée avec lui.

Avoir trouvé quelqu'un qui m'employait, qui me

faisait confiance, qui me reconnaissait à ma juste valeur était pour moi formidable, extraordinaire. En plus de tout cela, je gagnais ma vie, j'avais un salaire, j'avais une certaine autonomie à 15 ans. Inutile de vous dire, vous l'avez compris combien les choses étaient plus agréables pour moi que lorsque j'étais à l'école, tout avait changé dans ma vie.

CHAPITRE 7

MA PREMIERE JEUNESSE

Je ne sais pas vraiment à quel âge l'adolescence commence et se termine car les avis divergent en fonction des uns et des autres. Elle commence à la puberté, sauf que la puberté ne s'installe pas en un jour, le processus de transformation se fait très progressivement. Quant à la fin de l'adolescence, là encore elle varie elle aussi. J'ai donc décidé de ne pas appeler la période de ma vie qui vient maintenant adolescence mais première jeunesse.

A cette époque, beaucoup d'autres choses se passaient dans ma vie. Mes parents étaient un peu plus à l'aise car mon père avait eu une promotion et ma mère faisait des ménages. Ils achetèrent leur première voiture (d'occasion), mon père ayant auparavant passé son permis de conduire. C'est aussi à cette époque qu'ils firent construire une petite maison beaucoup plus fonctionnelle que celle que j'avais décrit au début. Cette maison se trouvait sur un terrain que ma tante, sœur de mon père leur avait vendu. Je n'insisterai pas sur les différents rebondissements de ce choix surtout de terrain car c'est plus la vie de mes parents que cela concerne bien qu'indirectement je l'ai moi aussi vécu.

Mes parents m'avaient acheté un autre vélo, violet cette fois. Il était d'occasion mais très joli, il y avait juste une petite chose qui n'allait pas, il n'avait pas de guidon de course et j'ai dû un peu attendre pour en avoir un. J'étais plus que jamais passionné de cyclisme et je voulais faire des courses, devenir coureur cycliste. J'avais pris beaucoup de hardiesse sur les routes que je connaissais et je pouvais en faire seul. Je m'adaptais de mieux en mieux à certaines situations, bien que ma vision soit toujours identique. Devenir coureur cycliste, c'était l'un de mes rêves mais ce sport m'était interdit, trop dangereux ; que cela était dur pour moi ! Malgré cela, je m'amusais à faire des temps chronométrés sur une distance d'environ six kilomètres sur une route bien droite que je connaissais bien. Peut-être que ce n'était pas tellement prudent ? Quoi qu'il en soit, il ne m'est rien arrivé.

C'était le temps des premières sorties avec les copains ; au début nous étions trois puis au fil du temps le nombre s'est amplifié. C'était aussi le temps des premiers flirts (ceux des ados), également celui des premiers abus. Nous allions souvent au cinéma voir différents films, dire que je voyais bien ce qu'il y avait sur l'écran serait mentir, car même si mes copains étaient compréhensifs, nous étions néanmoins un peu trop loin pour ma vue basse. C'était donc avec mes oreilles (comme on dit) que je regardais les films ; enfin, disons que mes yeux et mes oreilles étaient vraiment complémentaires et de cette manière je prenais assez de plaisir à aller au cinéma.

Nous avions un bar attitré comme beaucoup de jeunes où nous garions nos vélos et bien entendu, où nous faisions aussi la fête et j'ai quelques souvenirs de certaines d'entre elles. Je tiens à signaler ici que s'il m'est arrivé quelques fois de boire un peu trop, voire beaucoup trop sans pour autant que ce soit chronique bien loin de là ; jamais de toute ma vie je n'ai touché à une drogue ou stupéfiant quelconque. J'ai fumé du tabac très jeune et continué pendant de nombreuses années et de manière fort prononcée mais je le redis, jamais je n'ai touché à de la drogue sauf au tabac si l'on considère que c'en est une. Je pense que j'ai eu de la chance de ne pas avoir rencontré ou côtoyé des personnes portées sur la question car me connaissant à cette époque, j'aurais certainement voulu essayer et personne ne peut dire comment cela aurait évolué.

J'étais de nature assez risque tout, mon état qui

m'empêchait de faire beaucoup de choses en était peut-être la cause, je ne sais pas. Comme je vous l'ai déjà dit j'aurais voulu être coureur cycliste, monter les cols mais aussi les descendre très vite, prendre les virages à grande vitesse. J'aurais voulu être parachutiste, conduire des voitures de sport, des motos etc ; en fait j'aurais voulu faire tout ce qui m'était interdit. Compte tenu de toutes ces activités que je ne pouvais pas faire, je me vengeais un peu sur les fêtes foraines où il y avait des manèges a sensations. Il y avait dans ma région une grande fête avec ces types de manèges qui durait je crois un mois. Tout ce qui était à sensations m'attirait. Je me souviens par exemple d'un manège qui faisait son apparition dans ces années-là, qui s'appelait le rotor. Il s'agissait d'une grande cuve où l'on rentrait ; ceux qui rentraient dans cette cuve ne payaient pas les premières années de l'existence de ce manège, ils étaient en fait les animateurs du spectacle. Ceux qui payaient, c'était les spectateurs qui allaient sur un balcon au-dessus de la cuve. Le plancher de la cuve montait et cette dernière se mettait à tourner de plus en plus vite et le fond de celle-ci se dérobait en se baissant ; les personnes qui se trouvaient dans la cuve restaient alors collées sur la paroi par la force centrifuge comme des mouches. Puis après un bon moment la cuve ralentissait et tout le monde redescendait en glissant sur cette paroi. J'étais bien entendu parmi les premiers à rentrer dans cette cuve.

Bien sûr, tout était dans ce style, il me fallait ces choses à sensations.

Dans notre équipe de copains, je n'étais pas le seul à être handicapé, il y en avait par exemple deux dont j'ai de très bons souvenirs et personnes ne faisait de différences entre les uns et les autres. Nous formions à nous tous un groupe formidable. Trois handicapés dans un groupe très soudé d'une dizaine, je trouve que le pourcentage est important. Y aurait-il plus de personnes portant un handicap que ce que l'on pense ? Je ne sais pas mais ce dont je suis certain c'est que nous ne cherchions pas à recruter spécialement dans ce sens avec des petites annonces par exemple.

En ce temps-là, la majorité était à 21 ans mais nous pouvions passer le permis de conduire à 18 ans. Donc à mes 18 ans, maintenant que vous commencez à me connaître un peu mieux vous avez sans doute deviné ; j'ai voulu apprendre à conduire et passer mon permis ; tout au moins essayer pour voir si cela était possible. Parmi les copains du bar que nous fréquentions, l'un était plus âgé que moi et moniteur d'auto-école. Je lui ai donc fait part de mon intention ainsi qu'à d'autres personnes et bien sûr aussi à mes parents. Aussi bizarre que cela puisse paraître, personne n'a fait obstacle si ce n'est mes parents qui cherchaient bien entendu à me raisonner. Je pense que tout le monde savait que n'importe comment quoi que l'on me dise, je n'en ferais qu'à ma tête bien que pas encore majeur et qu'il valait mieux me laisser faire afin que je me rende compte par moi-même que ce n'était pas possible. J'ai pris une première leçon et après cette première leçon le moniteur m'a dit : « au fait, tu n'as pas des problèmes de vue assez importants ? » Ma réponse fut celle-ci : « Oui mais je pense que cela va aller. » A vrai dire, à la fin de cette première leçon de conduite je doutais vraiment de cette possibilité de conduire. J'ai pris une deuxième leçon et après celle-ci ma décision fut prise en connaissance de causes : Conduire une voiture était trop dangereux pour les autres et pour moi. Là encore, ce fut quelque chose de très dur pour moi et cette impossibilité de conduire a été toute ma vie une chose qui m'a terriblement manqué.

Néanmoins, comme je me débrouillais bien en vélo puisque j'allais au travail seul avec ce moyen de locomotion et que je le redis mais mes habitudes et adaptations étaient vraiment concluantes, j'eu un joli cadeau. Certes mes parents ne m'offrirent pas une voiture puisque je ne pouvais pas conduire mais ils m'offrirent un véloSolex. Je ne m'en souviens pas très bien mais sans doute j'avais surement du en parler avant qu'il ne me l'achète. Un véloSolex, on en voit encore quelques-uns de temps en temps mais ils sont maintenant électrique je crois. Rassurez-vous ce genre de véhicule n'était pas plus dangereux qu'un vélo normal, simplement il avait un moteur ce qui évitait de pédaler. De plus, la vitesse était assez réduite et quelques fois j'allais sans doute plus vite en vélo ordinaire. Pourquoi un véloSolex pour une personne comme moi qui aimait tant pédaler ? Simplement parce que l'un n'empêche pas l'autre.

Je vous ai dit plus haut que nous avions un bar où nous nous retrouvions. Ce bar était tenu par un homme marié, ce couple avait une petite fille et ce monsieur et sa femme travaillaient ensemble à la bonne marche du bar. Un jour où j'étais dans ce bar, je ne devais même pas avoir 18 ans, le patron dont je tairai le nom me demanda de venir faire la cave avec lui. Pour rendre service, j'ai bien sûr accepté et rien que tous les deux nous sommes allés dans cette cave. Là, il se produisit un fait que je n'oublierai jamais ; peu de temps après avoir commencé le réapprovisionnement des différents produits il s'approcha de moi et commença à me caresser. La surprise pour moi fut telle que je ne pus réagir et bien sûr il insista avec ses caresses et m'embrassa. J'étais abasourdi, incapable sur le moment de le repousser et de faire quoi que ce soit. Je ne sais plus très bien ce qui s'est passé dans la suite immédiate mais je pense que je l'ai sans doute un peu repoussé puisque les choses en restèrent là ce jour-là. Ce monsieur, marié et père d'une petite fille n'en resta pas là. Les jours suivants il continua sa drague auprès de moi. Je vous ai parlé tout à l'heure de la fameuse fête qui avait lieu dans ma région et bien, il fut décidé par plusieurs d'aller nous amuser à cette fête lui y compris. Je n'avais pratiquement plus d'argent en poche et j'avais décidé de ne pas aller avec eux. C'était le lendemain ou le surlendemain du jour de la cave et j'étais encore vraiment perturbé par ce qui s'était passé. Il insista tellement malgré mon refus que ce jour-là il me donna de l'argent pour que je vienne avec eux et j'y suis allé ; pourquoi ? Je ne sais pas, je n'ai pas de réponse car dans le fond de moi-même il y avait un refus total. Sur la fête, il insista encore très lourdement, très, très, très lourdement mais j'étais maintenant sur mes gardes. Ayant enfin réagi, le lendemain ou quelques jours après ayant l'argent qu'il m'avait prêté ou donnée, je lui rendis en lui disant que maintenant cela suffisait, qu'il me foute la paix et qu'il valait mieux pour lui qu'il arrête. De ce jour, plus jamais il ne m'a importuné. J'ai continué à aller dans ce bar car c'était là que tout le monde se retrouvait mais il y avait quelque chose de changé en moi. Dans cette période, je n'ai jamais parlé de cette histoire à personne si ce n'est que de simples petites allusions ; pas plus aux copains qu'à mes parents.

Pourquoi n'en ai-je jamais parlé ? Je n'ai pas encore de réponse à cette question mais peut-être que dans ma tête encore jeune, je me sentais un peu coupable et j'avais honte ; ridicule, complètement ridicule, mais ça, c'est longtemps après que l'on s'en rend compte.

Nous étions majeurs à 21 ans mais nous passions le conseil de révision dans notre 19 ème année et partions à l'armée dans notre 20 ème. Un peu bizarre non, être appelé sous les drapeaux avant d'être majeur mais il ne faut surtout pas discuter avec la loi. J'ai donc passé le conseil de révision qui était un examen médical avant de partir à l'armée je n'avais pas encore 19 ans puisque je suis de la fin de l'année. C'était en 1961 et la guerre d'Algérie qui avait débuté en 1954 battait son plein en cette période. Nous partions sous les drapeaux ou au front ou au casse-pipe, appelez cela comme vous voulez un an plus tard. J'étais de la classe 62 et si cette guerre d'Algérie ou guerre d'indépendance algérienne s'est terminée cette même année, personne ne le savait un an auparavant. En ce qui me concernait j'étais partagé entre le fait de partir me battre en Algérie et celui de rester là en raison de ma déficience visuelle. Comme je vous l'ai déjà dit, je voulais être dans les paras et je ne crois pas que ce soit les meilleures places en temps de guerre. Beaucoup de monde souhaitait que je ne parte pas à commencer par mes proches et bien d'autres, mais aussi une personne que vous connaissez déjà très bien et qui pourtant n'avait pas toujours été d'une grande tendresse avec moi. Oui, mon instituteur, celui qui donnait un nombre incalculable de gifles, celui qui me traitait de grande bête, celui qui m'engueulait presque quand j'étais le seul à avoir un problème d'arithmétique bon, celui-là me protégeait et ne voulait pas que je parte à l'armée. Il fit une lettre où il expliquait en détails mon état visuel et toutes les difficultés que j'avais en raison de cet énorme déficit. Cette lettre fut adressée aux autorités compétentes et ensuite comme tous les jeunes hommes de mon âge le jour J je suis allé passer le conseil de révision. C'était un examen médical assez complet et la nation avait besoin d'hommes en cette période de guerre. Est-ce que la lettre de mon instituteur a eu une influence , je pense vraiment que oui. Est-ce que mon état accompagné de preuves écrites ont eux aussi eut une influence, je pense également que oui. Le verdict fut sans appel : exempté. A cette nouvelle, mon sentiment a été partagé entre soulagement et amertume. Les garçons qui étaient là me disaient que j'avais bien de la chance et c'était vrai mais d'un autre côté j'étais encore mis à l'écart et je n'aimais pas cela du tout. Si la même chose se passait actuellement, je serais le plus heureux des hommes car je ne vois plus du tous les choses de la même manière ; une guerre comme celle-ci n'a servi à rien, seulement à faire du mal et à faire souffrir du monde qui bien souvent n'y était pour rien. C'est d'ailleurs presque toujours comme cela dans tous les conflits du monde. Il n'empêche qu'après ce conseil de révision je suis allé avec tous les autres gars faire la fête et celle-ci fut copieusement arrosée.

Dans cette même période, nous avions deux amis le mari et la femme un tout petit peu plus âgé que nous qui étaient communistes. Le mari revenait justement d'Algérie où il avait passé de nombreux mois dans les commandos nomades. Il avait été envoyé dans ce type de régiment qui était en première ligne parce qu'il avait été un peu fouteur de merde (pour certains) à ces dires. Il était revenu d'Algérie complètement déglingué. Je passe les récits remplis d'horreurs qu'il nous a raconté mais je puis vous dire que cela fait froid dans le dos et qu'il n'est pas étonnant que ce pauvre garçon ait fait de très graves dépressions extrêmement difficiles à enrayer à la suite de pareils moments. Ce couple était donc communiste, mes autres copains et moi-même étions plutôt de droite je pense en tout cas en ce qui me concerne à cette époque ayant eu une éducation dans cette direction. Un week-end nous sommes allés avec eux à une fête coco dans leur région. Mes parents avaient accepté tout comme sans doute ceux de mes autres copains car je vous signale que nous étions toujours mineurs. Cette fête était très animée, nous avions couché sous la tente et je me souviens que l'invité vedette était Mouloudji. Si je vous raconte ce petit passage de ma vie, c'est que ce même week-end, le 12 avril 1961 dans le cadre du programme spatial soviétique, Youri Gagarine effectuait le premier vol humain dans l'espace au cour de la mission Vostok 1. Une coïncidence étrange non, j'étais à une fête communiste pour la première fois de ma vie et c'est ce jour-là que le premier homme allait dans l'espace sous les couleurs d'un régime communiste. La foule était enthousiasmée, le camarade tournait au-dessus de nous dans l'espace. Quelques temps après, ce couple de copains nous proposa d'aller à la fête de l'humanité mais cette fois mes parents et d'autres nous firent comprendre gentiment que le communisme en tout cas à leurs yeux n'était pas la solution idéale bien loin de là. Je ne suis donc pas allé à la fête de l'humanité sans pour autant être fâché avec ce couple de copains. En fait, il est vrai que le communisme si au départ était peut-être rempli de bonnes idées ; ces bonnes idées ont été bafouées par le totalitarisme et les abus en tous genres et je ne me reconnais absolument pas dans ces types de régimes que je considère absolument désastreux. Avec ce couple et deux autres copains nous jouions aux cartes en misant un peu d'argent ce qui nous faisait une cagnotte pour faire de temps à autres de bons repas au restaurant.

Avant 1966, année où le Général de Gaulle fit sortir la France du commandement intégré de l'OTAN et que les américains quittent notre pays, il y avait des bases militaires américaines, dont l'une se trouvait près de l'endroit où j'habitais. Il y avait aussi des bars américains et nous étions copains avec certains militaires de nationalité américaine. Nous avons aussi passé de bons moments avec ces mecs-là qui étaient très sympas mais néanmoins différents de nous. C'est aussi comme cela que l'on apprend à connaître les autres peuples.

Quant aux filles, je dois dire que ce n'étais pas trop resplendissant à cette période. Il y avait longtemps que j'avais perdu de vue ma première petite fiancée et c'était pour moi du passé. Pourquoi ce n'était pas resplendissant dans ce domaine ? Tout d'abord, j'étais d'un naturel assez timide, ensuite mon handicap visuel provoquait chez moi un énorme complexe d'infériorité, enfin je ne pouvais pas faire de clin d'œil aux nanas ou très difficilement et je ne pouvais pas voir si elles m'en faisaient. Je vous ai déjà dit que je voyais beaucoup avec mes mains mais ici, regarder avec ses mains risquait d'en recevoir une de main et voir même plus. Donc, tous ces facteurs réunis aboutissaient le plus souvent à un résultat négatif et je n'avais pas trouvé de moyens pour y palier.

Durant cette période, j'aidais certes mon père à faire certains travaux notamment dans la nouvelle maison, par exemple nous avions fait un puisard, c'est à dire un grand trou de 3 ou 4 mètres de profondeur busé et empierré pour l'écoulement de l'eau et autres travaux. Cela n'était pas suffisant pour moi car je sentais que je pouvais faire bien d'autres choses en bricolage et même plus que le bricolage. Hélas, chaque fois que je proposais de faire quelque chose d'un peu particulier seul, la réponse était presque toujours la même : « Tu ne peux pas faire cela avec tes yeux. » Une surprotection bien compréhensible venant surtout de ma mère mais qui ne me plaisait pas. Je savais et je sais très bien que la chose essentielle pour mes parents était de me protéger au maximum et c'était très bien de le faire. Plus tard ils furent étonnés et agréablement surpris comme beaucoup d'autres personnes d'ailleurs de ce que je pouvais faire malgré mon gros handicap.

Je voudrais revenir avant d'aller plus loin sur un sujet que j'ai vaguement abordé mais sur lequel il serait bon de se pencher un peu plus. J'ai très rarement eu l'occasion d'entendre parler ou de lire des articles traitant de la dépense d'énergie et de la fatigue qu'un handicapé visuel ou autre dépensaient en plus par rapport à une personne non handicapée pour faire une chose identique. Ces différences sont à mon avis énormes, que l'activité soit intellectuelle ou physique. Vous avez vu par exemple les efforts que je devais faire à l'école ; ceux que je devais faire pour accomplir n'importe quel travail pour pouvoir être compétitif par rapport aux autres ; la même chose se retrouve dans le sport etc. Mis a part quelques petites exceptions, cette dépense et cette fatigue est intense. Je ne veux pas me plaindre en permanence, ce n'est pas mon genre mais je veux absolument que vous le sachiez et tous les handicapés sont sans doute dans le même cas. Ceci dit, on s'y adapte, le corps humain est une merveilleuse machine qui ne recule devant aucun obstacle si l'on sait le guider. Regardez les sportifs de haut niveau mais aussi les autres, quand un objectif est atteint, on demande au corps d'atteindre encore un autre objectif plus haut et le corps y arrive dans la plupart des cas. Je pense que l'on peut dire que lorsque notre corps a atteint un but, il est prêt à en accomplir un autre plus élevé. Je crois que le même principe existe chez nous, les handicapés, en ce qui concerne l'énergie et la fatigue.

CHAPITRE 8

MA DEUXIEME JEUNESSE

Au début de cette période j'arrivais bientôt à ma majorité. Beaucoup de choses changeaient dans ma vie à tous les niveaux. Certains de mes copains se mariaient et donc même si nous restions très liés, leurs vies étaient beaucoup plus rangées et stables. D'autres copains arrivaient au club ce qui faisait toujours un bon petit groupe.

Du côté des filles, cela allait un peu mieux pour moi mais j'étais encore très loin du mariage. Personne ne le savait encore mais sachez que je me suis marié en 1977, j'avais presque 35 ans ; je reparlerai de cela un peu plus tard. Les choses allaient un peu mieux avec les filles pour plusieurs raisons : pour commencer, j'étais un peu moins timide ce qui facilitait quand même l'approche. Ensuite, je commençais à fréquenter des soirées dansantes, des bals et s'il y avait le twist que j'adorais et que je danse d'ailleurs toujours quand j'en ai l'occasion, il y avait des danses qui sont moins à la mode actuellement et qui rapprochaient beaucoup plus les cavaliers et cavalières l'un de l'autre comme la valse, le paso doble, la marche mais surtout le tango et le slow. J'aimais beaucoup danser et ce loisir me permettait de pouvoir mieux draguer compte tenu de mes problèmes visuels. Enfin, j'avais trouvé un truc pour vaincre mon complexe d'infériorité vis-à-vis des filles. Comme mon handicap ne se voyait pratiquement pas dans les débuts de rencontres mais que dans bien des circonstances j'étais obligé d'avouer que je n'avais pas de voiture, je disais que j'avais eu un retrait de permis pour excès de vitesse. Ce n'était pas beau de mentir, mais cela marchait bien. Si le flirt continuait, j'avouais mon mensonge en disant la vérité et en principe cela passait bien. J'ai un peu honte maintenant d'avoir agi de cette façon mais c'était ma manière à l'époque de pouvoir cacher aux filles que je n'étais pas comme les autres.

En mars 1963, à 21 ans j'ai quitté l'entreprise dans laquelle j'étais depuis un peu plus de 5 ans pour travailler comme convoyeur chez un grossiste en alimentation et vins. Dans la première entreprise où j'étais, j'avais bien sympathisé avec un collègue qui était chauffeur livreur et avec qui je faisais les tournées comme convoyeur. Ce monsieur avait trouvé une place de livreur chez ce grossiste en alimentation et vins où il était mieux rémunéré. Ce grossiste cherchait également un convoyeur où le salaire était supérieur à celui que j'avais. J'en ai donc fait part à mon patron, celui qui m'aimait bien et que j'aimais bien moi aussi mais il m'a dit qu'il ne pouvait pas s'aligner au niveau salaire. C'est donc comme cela que j'ai quitté ma première entreprise, un peu triste, mais le portefeuille était quand même important à mes yeux. Dans cette nouvelle entreprise, je devais faire les tournées de livraisons avec mon copain ; cela me rassurait un peu car ce n'était que mon deuxième emploi et je n'étais pas certain que ma vue soit compatible avec le travail demandé. Ce fut concluant et je suis resté dans cette entreprise également plus de 5 ans.

Je trouvais de plus en plus d'adaptations et de moyens pour être le plus proche possible des autres ; loupes en tous genres, lunettes teintées, placements idéals au niveau de la lumière, attention démultipliée etc. Imaginez par exemple qu'avec mon $1/10^e$ de vue après correction, je pouvais lire seul avec toutes mes adaptations le journal écrit pourtant en touts petits caractères, c'était formidable. Avec toutes ces adaptations, je me rendais compte que je pouvais avoir plus qu'un Vélosolex ; je me suis donc acheté une petite mobylette. Elle n'était pas grosse mais très sympa et très agréable à conduire. Il s'agissait d'un véhicule qui faisait 49,9 cm3 et que je pilotais sans problème. Avec un 2 roues, qu'il soit à moteur ou non il est possible d'accélérer mais aussi de ralentir sans provoquer de gêne en tous cas dangereuses aux autres usagers de la route sur laquelle on se trouve contrairement à un véhicule à 3 ou 4 roues. Or, en ce qui me concerne à certains moments, lorsque la vitesse est un peu élevée, ma vue se brouille, il suffit que je ralentisse et aussitôt tout rentre dans l'ordre. Avec tous les facteurs que je viens de citer, la conduite de ce cyclomoteur était parfaitement réalisable.

Jusque-là, j'avais très peu voyagé, je n'avais encore jamais été à la montagne et j'avais été voir une fois mon cousin qui était en colonies de vacances aux Sables d'Olonne. Mis à part ce dernier, Les quelques petits voyages que j'avais pu faire jusque-là étaient dans la région où j'habitais. Je n'avais pas forcément mes vacances en même temps que mes copains et ils ne partaient pas beaucoup non plus. Pendant l'hiver 1961, 1962 j'ai cogité un peu et cherché le moyen de pouvoir m'évader et voir un peu de pays avec leurs habitants et leurs habitudes. Il commençait à y avoir quelques voyagistes, je me suis un peu informé et au bout de quelques temps, j'ai décidé de m'inscrire seul à un séjour organisé aux iles Baléares pendant 15 jours. Le voyage partait de Paris en train de nuit jusqu'à Toulouse. Le lendemain, nous devions faire Toulouse Barcelone en car avec bien entendu la traversée d'une partie des Pyrénées et enfin la nuit suivante la traversée Barcelone Palma sur un bateau où j'avais réservé un simple transat car c'était bien moins chère qu'une cabine. Donc pendant l'été 1962, j'avais alors à peine 20 ans, je suis parti seul aux Baléares avec toujours bien sûr ma vue basse. Je suis donc parti un après-midi pour Paris, il n'y avait pas à changer de gare pour prendre le train il y avait juste à trouver le train et ensuite la voiture, ce qui ne fut pas trop compliqué en m'informant et en demandant sans doute beaucoup plus qu'une autre personne. Une fois dans le train, j'étais avec des personnes qui faisaient le même voyage et le même séjour que moi, les choses devenaient assez simples, je n'avais qu'à suivre. La nuit dans le train s'était très bien passé, nous avions fait connaissance les uns avec les autres et je n'avais pratiquement pas fermé l'oeil de la nuit tellement j'étais heureux et excité de ce qui m'arrivait. Au petit matin nous sommes arrivés à Toulouse et nous sommes partis dans le car en direction de Barcelone. C'est là que j'ai découvert pour la première fois la montagne. Bien entendu, je l'ai découverte avec mes yeux à moi mais c'était beau et extraordinaire et ce n'est pas parce que l'on a qu'un dixième de visibilité que l'on voit la montagne ou la mer dix fois plus petite, non ça ne marche pas comme ça, on la voit surement très mal mais les hauteurs, grandeurs, immensité sont quand même présentes. Le soir à Barcelone, nous avons pris le bateau en direction de Palma de Majorque. C'était également la première fois que je montais sur un gros bateau comme celui-ci et aussi la première fois que je naviguais sur la mer. J'ai passé une deuxième nuit sans presque pas dormir, en plus la mer était assez mauvaise et le bateau remuait beaucoup. Certaines personnes avaient le mal de mer et vomissaient, j'ai su ce jour-là que je ne l'avais pas. Je me souviens du magnifique spectacle en arrivant non loin de la côte avec un superbe soleil matinal. Les 15 jours se passèrent très agréablement avec baignades, sorties, excursions, bonne humeur et coups de soleil pour presque tout le monde. Pendant ce premier voyage à l'étranger, j'avais eu des contacts très intéressants avec des personnes de divers milieux culturels et sociales que je ne connaissais pas auparavant y compris des espagnols, j'avais vu des tas de paysages nouveaux pour moi, une corrida avec mise à mort, du flamenco, et j'étais ravi. Un bémol tout de même, L'Espagne était à ce moment-là sous le régime Franquiste et il ne fallait pas rigoler avec cela ; un jour sur la plage, je m'étais fait voler mon portefeuille avec un peu d'argent mais surtout la totalité de mes papiers, passeport compris, car il était indispensable à cette époque. Je m'étais alors rendu à la gendarmerie pour y faire ma déclaration et à la porte extérieure j'avais été accueilli par des policiers espagnols carabines entre les mains donnant l'impression d'être prêt à faire feu. J'avais été obligé de parlementer un long moment avec eux sous la menace de leurs armes et en m'exprimant comme je pouvais en espagnol. Enfin je pus rentrer dans ce commissariat pour m'entendre dire qu'il fallait que j'aille au consulat de France afin de refaire des papiers mais que je ne les aurais certainement pas à la date de mon retour prévu. Le lendemain je m'étais alors rendu au consulat de France, on me fit entrer dans une salle d'attente où 2 jeunes femmes attendaient elles aussi pour la même chose que moi et en parlant avec elles, elles m'apprirent qu'elles venaient de passer au commissariat où j'étais allé la veille, et qu'elles avaient appris qu'on avait retrouvé les papiers d'un Français qui avait un nom qui ressemblait étrangement au mien. Aussitôt je suis reparti au commissariat et là, c'était bien mes papiers qui avaient été retrouvés dans une boite à lettres mais l'argent n'y était plus. Ouf, j'avais eu à faire à des voleurs honnêtes.

L'année d'après, je suis reparti avec la même formule mais cette fois pas tout seul, nous sommes partis à deux ; un de mes copain atteint lui aussi d'un handicap et moi. A deux handicapés nous allions forcément très bien nous en sortir. Nous sommes allés sur le bord de l'Adriatique en Italie à Cattolica, très exactement pas très loin de Rimini, pour mieux situer l'endroit. Ces vacances se passèrent fort bien malgré nos états respectifs. Ensuite, je suis souvent parti en vacances seul ou avec des copains. Je suis allé en Autriche plusieurs fois : kufstein, Saalbach, Zell am See, le Grossglockner etc ; le Tyrol est vraiment magnifique, mais toute l'Autriche est splendide. L'Italie avec Cortina d'Ampezzo, les Dolomites, Bardonecchia, Saint-Marin etc. l'Allemagne avec Munich, les mines de sel à Berchtesgaden, Cochem et la vallée de la Moselle. La Tunisie avec Sousse, Carthage, les merveilleuses sauces tunisiennes. L' Espagne et la Costa Brava etc, etc.

J'ai deux histoires vécues à raconter aux sujets de ces vacances. La première se passait en Allemagne pas loin de l'Autriche. Nous avions fait une croisière sur le lac Chiemsee ou se trouve une ile nommée Herrenchiemsee sur laquelle le roi Louis 2 de Bavière avait fait construire un château du même nom sur le modèle du château de Versailles mais en plus petit. Dans cette excursion, au milieu de la croisière sur le lac nous devions nous arrêter sur l'ile et visiter le château. Arrivés sur l'ile, après avoir débarqué, il fallait marcher pour arriver au château et autour de nous, il y avait beaucoup de guêpes. Tout le monde, moi y compris prenions garde de ne pas se faire piquer. J'étais en train de parler à la personne qui était à mes côtés lorsque je sentis quelque chose qui arrivait dans le fond de ma gorge. J'ai tout de suite pensé qu'il devait s'agir d'une guêpe, en un temps record j'ai aussitôt fait le geste de régurgitation pour ramener cette chose dans ma bouche et en crachant pour m'en débarrasser, j'ai senti sur le bout de ma langue une forte piqûre. C'était bien une guêpe que j'avais avalée et je m'en tirais vraiment très bien car elle aurait pu me piquer dans la gorge et à l'endroit où nous étions je ne sais pas comment cela se serait terminé. Je pense que la rapidité avec laquelle j'ai réagi pour la cracher a été salutaire pour moi. Bien évidemment tout le monde est venu a mon secours mais je ne risquais plus grand-chose même si le bout de ma langue s'était mis à enflé, ce qui ne fut pas le cas, enfin très peu. J'avais sucé des bonbons à la menthe et je pense aussi que la salive est un excellent désinfectant. La deuxième se passait en Italie à Bardonecchia, nous étions aux sports d'hiver avec un copain. Nous n'avions jamais fait de ski ni l'un, ni l'autre. Le jour de notre arrivée qui était un dimanche le moniteur de ski qui devait s'occuper de nous, nous avait dit que les cours commenceraient le lendemain car le dimanche il y avait trop de monde sur les pistes ; que ce dimanche il fallait juste aller louer le matériel et nous promener mais surtout sans les skis. Toujours plus malins que les autres mon copain et moi décidèrent qu'il était bête de perdre une journée et après avoir loué notre matériel, nous sommes partis sur les télésièges avec skis et bâtons. Arrivés en haut des pistes où effectivement il y avait beaucoup de monde, nous avons chaussés nos skis et tout en regardant comment faisaient les skieurs qui étaient là nous nous sommes mis à l'ouvrage sur quelques petites pentes. Le résultat ne fut pas concluant, loin de là ; faire juste le chasse neige sans explication n'était pas du tout évident. Néanmoins au bout d'un moment nous décidâmes de nous lancer sur une piste. Nous avions choisi une piste facile, une piste verte mais ce n'est pas pour autant que tout s'est bien passé. J'ai demandé à mon copain de passer devant moi afin qu'il m'ouvre la route car la réverbération du soleil sur la neige blanche ne convenait pas du tout à ma vue. Les chutes étaient nombreuses pour tous les deux mais c'était moi qui battait les records dans ce domaine. Lors de l'une de ces chutes, je me suis retrouvé les jambes empêtrées dans mes skis et pour m'en sortir, j'ai été obligé de déchausser l'un des skis. A peine mon pied libéré du ski, ce dernier se mit à glisser sur la neige et bien entendu à sortir de ma vue. Mon copain décida alors de se mettre à sa recherche et il le retrouva en fait pas très loin de mon point de chute. Moi je voulais tout arrêter et je crois que nous sommes redescendus par le télésiège. Le lendemain, remis de ces émotions, nous sommes allés tous les deux à la séance du moniteur et notre séjour s'est terminé avec ce moniteur mais j'ai eu beaucoup de mal en raison de la neige et du soleil. Cette expérience m'a fait comprendre qu'il y avait incompatibilité entre les sports de neige et ma mauvaise vue. Plus tard, j'ai tenté le ski de fond ; même si cela est un peu moins difficile pour moi ce n'est quand même pas terrible. J'avais énormément apprécié tous ces voyages et cela me plaisait beaucoup. Je reviendrai plus tard sur mes différents voyages et séjours.

Le temps passait et dans ma tête l'idée de pouvoir bricoler, de réparer, de rénover, d'améliorer les choses était de plus en plus présent, j'en rêvais très souvent. Je faisais bien-sûr quelques petits trucs mais toujours pas suffisants à mon gout car la réponse était encore la même qu'il y avait quelques années : « Tu ne peux pas faire cela avec tes yeux. »

Autre chose était en train de germer dans ma tête, j'aspirais à un meilleur salaire mais pour cela il fallait que je sache et puisse faire des choses. Je vous rappelle que j'avais un dégout prononcé de l'école mais avec l'âge je me rendais compte que l'école, comme je l'avais vécue oui mais les études par elles même sans doute pas et que je n'étais peut-être pas si (grande bête) que cela. J'adorais les chiffres et tout ce qui va avec comme vous le savez, et il y avait des écoles qui donnaient des cours par correspondance. C'était peut-être la solution pour moi les cours par correspondance, où je pourrais étudier et travailler à mon rythme sans contrainte autour de moi avec toutes mes adaptations personnelles. Le 08 octobre

1964, je m'inscrivais à l'Ecole Universelle par correspondance de Paris pour suivre des cours de comptabilité en vue de la préparation et du passage du Certificat d'Aptitude Professionnelle d'Aide Comptable. J'ai suivi la totalité de ces cours pendant 2 ans, je travaillais chez moi le soir après ma journée de travail quelques fois assez tard dans la nuit ainsi que certains week-ends. Je prenais beaucoup de plaisir à travailler cette formation et comme je le pensais avant de la faire, il m'était beaucoup plus facile d'étudier seul chez moi. Les notes que j'obtenais étaient dans l'ensemble très bonnes tout comme les appréciations des professeurs. J'ai fait cette formation par correspondance sans tricher en jouant le jeu comme si l'école n'avait pas été par correspondance, en faisant tous les exercices sans pomper car avec ce système il était très facile de le faire mais dans quel intérêt ? J'ai donc terminé cette formation en octobre 1966, mais je n'ai pas passé l'examen. Il fallait que je me présente en candidat libre, il y avait une épreuve d'éducation physique et je dois bien reconnaître qu'à ce moment-là, je ne faisais pas de sport, même le vélo tout en m'y intéressant toujours était un peu délaissé. Je pense que le travail que je faisais m'entretenait suffisamment physiquement mais je n'étais pas entrainé pour les épreuves d'éducation physiques demandées. De plus je ne savais pas comment toutes les adaptations que j'utilisais seraient acceptées.

Enfin je me rendais compte que même si je savais faire, être tous les jours pendant des heures le nez sur des livres de comptes, les yeux fixés sur des chiffres n'étaient certainement pas la solution idéale pour moi ; il était temps que je m'en aperçoive. Donc, j'avais le savoir-faire d'un aide comptable mais pas le C A P. Cependant, cette formation me servira beaucoup par la suite.

Suite à cette formation qui me donnait des compétences professionnelles supplémentaires, je décidai donc d'en parler à mon patron actuel qui connaissait bien mes problèmes de vues. Sa réponse fut positive, il me proposa un poste qui se trouvait vacant et qui consistait à faire la préparation d'une partie des commandes avec la gestion de ces marchandises, c'est-à-dire de la comptabilité matière. En fait un poste de magasinier à part entière. Ce poste me convenait parfaitement mais il y avait un petit problème : Mon salaire était resté identique. Avant d'avoir ce poste, j'étais convoyeur, c'est-à-dire que j'accompagnais un chauffeur pour faire les livraisons et nous nous partagions des pourboires qui étaient assez substantiels et qui étaient avec ce nouveau poste une perte importante. J'en avais donc fait part à mon patron qui très compréhensif m'accorda une augmentation largement égale aux pourboires que je n'avais plus. J'appréciais beaucoup ce patron et cette estime était réciproque ; nous le retrouverons d'ailleurs plus loin.

Cette entreprise d'alimentation et vin en gros marchait bien mais les groupements à plusieurs commençaient à se faire afin d'être plus compétitif. C'est ainsi que celle où je travaillais fit une association avec une autre maison qui faisait le même négoce dans la même ville. Cette association aboutie à la construction d'un grand dépôt dans une zone appropriée qui se trouvait beaucoup plus loin de chez moi et qui ne convenait pas à mon handicap. Après le déménagement, je me suis retrouvé dans ce grand entrepôt où les grands rayons et les palettes de marchandises étaient disposées à de telles hauteurs que je ne voyais pas ce qu'il y avait sur beaucoup d'entre elles. Je n'avais plus mon local personnel, je devais préparer les commandes un point c'est tout. J'ai essayé de m'adapter pendant quelques temps, j'essayais de faire ce que je pouvais mais résigné, je me suis rendu à l'évidence : Je ne pouvais pas travailler dans ces conditions. Jamais qui que ce soit dans cette période m'a fait de remontrance ni dit de chose désagréables mais je pense que tout le monde voyait bien les difficultés que j'avais. J'ai donc décidé de parler de tout cela au patron que j'avais avant qu'il n'y ait ce groupement et comme par miracle, les choses s'arrangèrent. Il me redonna un poste de convoyeur que je savais parfaitement faire et comme j'avais à nouveau des pourboires sans perte de salaire, financièrement j'étais gagnant.

CHAPITRE 9

COMMERCIAL ET O S

Je ne gagnais pas une fortune mais bon, je gagnais ma vie et si ce n'était pas la gloire, ce n'était pas si mal que cela. Je m'étais fait voler mon cyclomoteur, J'avais donc acheté une autre mobylette et peu de temps après le premier fut retrouvé en bon état ; j'avais encore eu de la chance avec les voleurs. Mon travail se trouvait beaucoup plus loin qu'avant avec des passages plus dangereux il fallait donc redoubler encore plus d'attention si toutefois cela était encore possible. De temps en temps, quand il le pouvait, mon père m'emmenait le matin en voiture et revenait me chercher le soir surtout quand il faisait très froid.

J'aimais beaucoup les chiffres mais j'aimais aussi beaucoup le commerce, les contacts humains, je pensais que la vente aurais bien pu me convenir d'autant qu'il y avait plusieurs manières de faire de la vente. La vente en magasin avec toute une panoplie de produits et la vente en représentation d'une ou plusieurs marques, le porte à porte, la vente aux particuliers ou à d'autres commerçants etc. pour la représentation, s'il est vrai qu'il faut la plupart du temps une voiture pour se déplacer, ce n'est pas toujours la réalité dans de très grandes villes comme Paris par exemple. Pour informations et cela va sans doute encore vous étonnez, mais j'allais assez souvent à Paris avec des copains mais également seul et je n'avais aucun problème pour me déplacer en métro. Il suffisait que je prépare à l'avance mes itinéraires sur une carte avec les différentes stations où je devais changer ou m'arrêter, le nombre de stations qu'il y avait entre celles où je montais et celles où je descendais etc. En faisant cette préparation tranquillement chez moi avant de partir, sur place tout allait bien. Je voyais assez bien les panneaux qui étaient très gros et quand je n'étais pas sur je demandais. Certes quelquefois il m'arrivait de faire une erreur mais je pense pas plus que tout le monde. Maintenant avec les panneaux électroniques très lumineux, c'est beaucoup plus difficile pour moi ; (comme quoi le progrès n'est pas toujours si bien que cela).Tout cela me trottait dans la tête et le 10 aout 1967 à 25 ans, je m'inscrivais à L'Ecole Polytechnique de Vente à Paris qui était une école par correspondance elle aussi. Cet enseignement dura environ 9 mois et se termina donc en mai 1968. J'avais trouvé cet enseignement très intéressant et très instructif ; je l'avais effectué de la même façon que la comptabilité et j'avais eu la aussi d'excellents résultats sans tricher évidemment. 1968, certains s'en souviennent les autres en ont entendu parler mais je crois que personne n'ignore ce qui s'est passé cette année-là. Bien pour changer de travail n'est-ce pas ! Après les évènements je me suis mis à la recherche d'un poste commercial et j'ai eu un certain nombre de contacts négatifs et positifs. Dans les contacts positifs, malheureusement il fallait presque toujours une voiture ou au moins le permis de conduire quand la voiture était fournie. J'ai eu des propositions de postes très intéressantes financièrement avec des salaires allant jusqu'à 4000 francs mensuel de l'époque ce qui étaient super confortable, mais il fallait conduire. Finalement j'ai opté pour un poste de représentant pour une maison d'éditions sur Paris où la vente se faisait en porte à porte aux particuliers mais beaucoup dans les administrations et entreprises où nous pouvions démarcher beaucoup de monde aux mêmes endroits. J'ai donc démissionné du poste de convoyeur et j'ai pris mon nouveau travail en septembre 1968. Je suis donc parti m'installer à Paris mais pas seul, mon copain avec qui j'étais allé au ski travaillait à Paris ; il était fonctionnaire à la préfecture. Nous avions pris en location un petit meublé rue Monge dans le 5 ème arrondissement. Dans cette maison d'éditions, j'avais reçu une petite formation de 2 ou 3 jours avant de partir avec un tuteur au début. Les livres proposés étaient variés, intéressants et de très bonne qualité. Mes ventes étaient très variables, il m'est arrivé par exemple de vendre 4 livres en une heure et demie, ce qui correspondait en commissions à environ une semaine de travail dans l'entreprise où j'étais auparavant et puis être plusieurs jours sans rien vendre. Au bout d'un moment je me suis rendu compte que je ne pouvais pas gagner correctement ma vie de cette manière et au bout de quelques temps, j'ai démissionné. J'aurais peut-être dû insister un peu plus, c'est possible mais il faut dire qu'une certaine partie de mon entourage ne m'encourageait pas trop et ce n'était pas fait pour me stimuler. J'ai ensuite fait une tentative chez un négociant en vins fins, tentative qui ne fut pas concluante non plus. Fin 1968, j'ai donc quitté Paris pour revenir dans ma région chez mes parents.

J'étais assez découragé et sans travail mais toujours bien sûr avec mon handicap. Je ne savais plus où j'en étais, je ne savais plus quoi faire, j'étais au chômage. J'étais revenu chez mes parents, heureusement qu'ils étaient là encore une fois.

Mon beau-frère qui était ingénieur au bureau d'études d'une usine d'armement me rendit en cette période extrêmement difficile un énorme service en m'aidant à me faire embaucher comme ouvrier spécialisé dans cette usine. Je pris donc ce poste fin 1968 ; je travaillais pour la première fois en usine et j'ai découvert le climat d'un établissement comme celui-ci qui était complètement différent de celui que j'avais connu auparavant. Techniquement le travail était intéressant mais je manipulais des produits chimiques qui ne me convenaient pas trop. De plus, je participais à la fabrication d'engins de guerre et ce fait ne me convenait pas vraiment même si à l'époque mes idées n'étaient pas aussi tranchées que maintenant. Certaines personnes ont beau dire : « SI ce n'est pas moi qui le fait ce sera un autre » ; peut-être mais il n'empêche que cela me gênait beaucoup. Je me suis payé de nombreuses crises de foie toute la période où j'ai travaillé dans cette usine je pense dues aux produits chimiques augmentées psychologiquement par ce que je fabriquais. Il n'empêche que je remercie sincèrement et du fond du cœur mon beau-frère de m'avoir tendu la main et aidé dans cette période si difficile et puis cela m'avait permis de faire une nouvelle expérience somme toute très enrichissante. Je suis resté dans cette usine jusqu'en septembre 1970 quand j'ai trouvé un emploi qui me convenait.

Pendant cette phase de ma vie, la vie continuait en dehors du boulot. Je fréquentais maintenant beaucoup plus les soirées dansantes et les bals. J'allais souvent avec un nouveau copain mais aussi seul dans un endroit très select, très chic et très renommé où des orchestres très célèbres y venaient pour animer dans les magnifiques salons des matinées et des soirées dansantes et là, pourquoi, je ne saurais le dire, car je n'avais à ce moment aucune notion particulière en musique si ce n'est l'harmonica que m'avaient payé mes parents et auquel je n'avais pas touché depuis longtemps ; toujours est-il que je rêvais (rêves éveillés) devant ces orchestre que j'étais musicien et avec eux sur la scène de ce superbe endroit. Vous comprendrez plus loin pourquoi je vous dis cela maintenant.

C'est lors d'une de ces soirées que je fis la rencontre d'une jeune fille charmante qui aurait bien pu devenir ma femme. J'avais 26 ans quand nous nous étions rencontrés et elle je crois 24. Comme à mon habitude, je lui avais fait le coup du retrait de permis de conduire car elle avait, elle son permis et une voiture. J'avais vite rectifié mon mensonge car je sentais bien qu'il y avait beaucoup de sérieux dans cette relation ; elle avait très bien compris mon comportement et tout était merveilleux. Nous nous sommes fiancés quelques mois après notre rencontre mais il y eu ensuite des incompatibilités de plus en plus fortes entre nous et tout cela se termina par une rupture.

CHAPITRE 10

ENCORE UN NOUVEL EMPLOI

Quand j'étais dans cette usine d'armement, au bout d'un certain temps je m'étais mis à la recherche d'un autre emploi. Je pris connaissance par les petites annonces d'un journal local que l'on recherchait un magasinier dans l'alimentaire pour une supérette qui se trouvait pas très loin d'où j'habitais et cette supérette appartenait devinez à qui : A mon ancien patron que j'avais quitté pour aller travailler à Paris. Cette supérette était en gérance mais j'ai tenté le coup. Avec un peu de recul et un peu de chance car je revenais le voir après un gros échec mais bon, j'y suis allé. Il m'aimait bien et m'appréciais je vous l'accorde mais je devais être quand même un bon élément (attention aux chevilles) car il m'embaucha sans aucun problème.

Je suis resté dans cette supérette pendant presque 7 ans, du 22 septembre 1970 au 21 mai 1977. En fait, j'étais essentiellement caviste, je m'occupais de tout le rayon liquide. Je m'entendais très bien avec le gérant et son épouse qui travaillait là elle aussi ainsi qu'avec l'ensemble du personnel et tout marchait très bien. Une année, je crois que c'était en

1976, j'ai remplacé le gérant pendant ces vacances avec une dame qui me secondait et ce fut une victoire car tout s'était passé à merveille que ce soit avec le personnel, pour les commandes diverses, pour la tenue des comptes etc. Certaines personnes du personnel étaient d'ailleurs beaucoup plus que des collègues mais des amis et copains. Nous faisions de temps en temps des petites fêtes et je suis même allé au mariage de deux de mes amies collègues.

Pendant mon travail dans cette supérette, là encore je ne sais pas pourquoi mais il me venait des rêves dans la tête ; encore des rêves oui. Quand j'étais seul dans ma cave, je m'imaginais dans mon cabinet de kiné avec plein de monde dans la salle d'attente et des patients qui repartaient en forme après être passé entre mes mains. Rappelez-vous, je ne voulais surtout pas faire ce métier quand j'étais plus jeune. Je tiens à vous rassurer une fois de plus : je travaillais en même temps.

Pourquoi tous ces rêves ? J'étais incapable de le dire à l'époque mais je les faisais c'est tout. Récapitulons : Je rêve de devenir coureur cycliste, je rêve de faire du bricolage, je rêve d'être musicien, je rêve d'être kiné, je rêve d'un monde meilleurs sans guerre, je rêve, oh oui, j'en avais pas encore parlé ; je rêve de trouver une charmante jeune fille ou jeune femme pour vivre avec elle et fonder une famille car j'ai maintenant dépassé la trentaine. Je n'en parle pas mais depuis toujours, je rêve d'avoir une vue normale. Nous verrons bien si certains de ces rêves un jour se réalisent. Tout ce que je pouvais dire quand je les faisais et que je dis encore maintenant, c'est que les rêves font partie de la vie, que je ne peux pas concevoir la vie sans rêves, que de toutes façons les rêves à condition qu'ils soient positifs ne font de mal à personne et ne peuvent à mon avis au contraire ne faire que du bien et que l'on aurait bien tort de s'en priver.

En 1977, le gérant de cette superette avait donné sa démission, ce poste était donc vacant. Comme j'avais tenu le magasin avec une aide certes mais tenu tout de même avec l'encadrement du personnel sans aucun problème pendant une période de vacances, je pensais que peut-être le patron allait penser à moi pour prendre la suite de cette gérance. Malheureusement, les choses ne se passèrent pas du tout comme cela, il embaucha un autre gérant. J'aurais peut-être dû me manifester et poser ma candidature mais je voyais les circonstances de ce remplacement comme une promotion de la part de ce patron qui m'appréciait beaucoup et je croyais vraiment qu'il m'en ferait la proposition. Je le mets au conditionnel, mais je me suis laissé dire quelques temps après que ce patron aurait répondu à une personne qui lui demandait pourquoi il ne m'avait pas confié le poste : « Il ne m'en a pas parlé, il ne m'a rien demandé et c'est très bien, comme cela je n'ai pas eu besoin de lui dire non. » Est-ce que cette petite phrase était vraie ou est-ce que c'était de la pure invention pour faire du mal à lui comme à moi, je ne sais pas. Ce qui était certain, c'était que le poste m'était passé sous le nez comme on dit. Une chose est pratiquement certaine malgré tout, c'est qu'il devait penser que je ne remplissais pas tous les critères pour être un bon gérant et c'était son droit, mais quand même il aurait pu m'en parler.

Cet épisode m'avait terriblement vexé et il me fallait absolument réagir et faire quelque chose mais il y avait beaucoup de choses très importantes qui se passaient dans cette période et donc, nous reprendrons le sujet travail ultérieurement.

CHAPITRE 11

MUSIQUE

Nous étions 3 copains installés dans un bar un dimanche après-midi en train de boire un pot ; c'était je crois dans les années 1972/7973 et nous ne savions pas trop quoi faire. L'un des copains était un peu plus âgé que moi et était commercial, l'autre avait un an de moins que moi et était typographe. Quant à moi, j'avais dans les 30 ans et travaillais dans la supérette citée plus haut. Nous parlions de choses et d'autres et notre conversation arriva aux thèmes musicaux, bals, soirées dansantes etc. L'un d'entre nous, je ne sais plus lequel lança : « Et si au lieu de nous ennuyer on apprenait à jouer d'un instrument de musique pour former un petit orchestre ? » C'était une boutade au départ mais de fil en aiguille, l'idée pris corps sur le champ. Le plus âgé déclara que la batterie lui plairait bien, pour moi, l'accordéon m'aurait bien convenu ; quant au plus jeune, il déclara qu'il était trop vieux pour faire cela et malgré nos insistances il ne voulut rien savoir.

Ce qui avait été décidé fut mis à exécution dans les jours suivants. Nous avons contacté un monsieur qui était musicien dans le domaine des bals et soirées dansantes et qui donnait des cours de solfège et d'instruments, notamment batterie et accordéon.

Mon copain comme moi n'avions aucune notion du solfège, il fallait donc commencer par cela mais comme notre professeur savait que le solfège seul était une chose rébarbative, contrairement aux écoles de musique il nous fit apprendre les deux en parallèle solfège et instruments pratiquement d'emblée. Pour jouer de la batterie, mon copain n'avait pas besoin d'apprendre le solfège dans sa totalité, il lui suffisait juste d'apprendre la valeur des notes. Pour moi et l'accordéon c'était tout autre chose, il me fallait connaître entièrement le solfège. Notre professeur m'avait loué ou prêté un accordéon afin que je puisse m'entrainer chez moi ; mon copain avait lui récupéré une batterie je ne sais où mais toujours est-il qu'il avait une batterie et moi un accordéon.

Très vite nous pouvions jouer quelques morceaux avec des canards, certes, mais c'était un bon et rapide début. Mon copain possédait un terrain à la campagne assez éloigné des habitations sur lequel il y avait une cabane en bois ; c'était l'endroit idéal pour nous entrainer et répéter ensemble. Nous n'étions pas encore au top pour pouvoir jouer en public mais c'était pas mal et on y croyait.

Au bout de quelques temps, j'ai voulu m'acheter un accordéon plus joli et plus performant que celui que j'avais. Notre professeur m'emmena à Paris directement chez un fabricant qu'il connaissait et sur ses conseils mais aussi en fonction de mes goûts, je suis revenu chez moi avec mon accordéon.

Tout marchait bien, nous progressions assez vite et je pense que nous aurions pu par la suite faire quelques soirées privées type noce et banquets. Hélas, le destin n'était pas encore favorable car mon copain fut muté dans une autre ville et ce projet avec lui tombait à l'eau.

Suite à son départ, la musique ne s'est pas arrêtée pour autant car notre professeur avait d'autres élèves dont un garçon plus jeune que moi qui faisait de l'accordéon et de la batterie. Ce jeune homme voulait monter un petit orchestre et il nous mis en rapport. Au niveau de l'accordéon, il me dépassait largement de la tête et des épaules car il en faisait depuis de nombreuses années et en plus, je pense qu'il était doué. Il commençait à apprendre la batterie chez ce professeur dans le but d'être polyvalent sachant qu'il jouait aussi de la trompette. Pour pouvoir faire quelque chose à nous deux, il fallait donc que j'apprenne la batterie ; chose à laquelle j'ai opté immédiatement.

Nous répétions chez ses parents qui le soutenaient beaucoup dans cette démarche musicale et qui m'accueillirent très chaleureusement. Animer une soirée à deux n'était sans doute pas facile car il n'y avait alors aucun temps d'arrêt de plus il s'agissait certainement de banquets, de noces ou quelques choses de ce genre et il fallait probablement faire des animations mais nous nous préparions à cela.

Notre première soirée dansante, nous l'avons faîtes pour la police à l'occasion d'un réveillon de la Saint Sylvestre. Nous passions l'un après l'autre de l'accordéon à la batterie puis à l'animation avec jeux. J'étais beaucoup plus à l'aise à la batterie et pour faire des animations qu'à l'accordéon. La raison en était très simple, et je l'avais constaté depuis déjà un bon moment : avec mes problèmes visuels, je ne pouvais pas jouer les morceaux de musique à vue c'est-à-dire en suivant les notes sur la partition tout en jouant. Par rapport à cela, il fallait que j'apprenne tous les morceaux par cœur et à la moindre erreur il était difficile de se rattraper en jouant à plusieurs ; en jouant seul il est beaucoup plus facile de retomber sur ses pattes en faisant une petite pirouette, à plusieurs c'est totalement différent. La soirée pour ne pas dire la nuit car un réveillon de Saint Sylvestre se termine rarement tôt s'était néanmoins très bien passée certes avec quelques petites fautes mais le public savait que c'était notre baptême en la matière. Il nous félicita chaleureusement et tout le monde avait l'air vraiment ravi de notre prestation ; c'était encourageant pour la suite. Mon cachet avait été de 250 francs ce qui était très bien pour une première prestation. Certes, des soirées comme celles des réveillons étaient beaucoup mieux rémunérées que des soirées classiques mais c'était quand même très bien. Ensuite, les soirées et matinées dansantes se sont succédées le plus souvent en bals privés. Nous étions tous les deux au début puis un troisième musicien s'est joint à nous ; il était beaucoup plus âgé que nous mais avait beaucoup d'expérience professionnelle. Il jouait du saxo et de l'accordéon ; à tous les 3 nous formions un bon petit groupe dont le chef était le plus jeune avec comme nom d'orchestre le sien et comme qualificatif : Orchestre musette, moderne. Quand nous avions des galas plus importants, il y avait d'autres musiciens qui se joignaient à nous. Nous pouvions alors être 4, 5, 6 et même 7 musiciens avec tout un panel d'instruments. Je me souviens qu'il y avait un guitariste jouant souvent avec nous qui s'était fabriqué lui-même une guitare hawaiienne, quand il se mettait à jouer de cet instrument, il se passait comme un envoutement en moi tellement je trouvais cela joli et je n'étais pas le seul dans ce cas. Voilà, tout se passait bien et j'avais trouvé ma place dans ce petit monde musical, j'étais le batteur animateur car je ne jouais plus d'accordéon en public.

Un jour une association de sourds-muets nous contacta pour animer une soirée dansante en nous précisant qu'il fallait juste marquer sur une ardoise le type de danse que nous allions jouer. Nous nous posions quelques questions mais ils avaient accepté nos conditions et eux ne demandaient pas grand-chose en plus. Le jour J, nous sommes arrivés dans la salle indiquée ; c'était une salle que nous ne connaissions pas, où nous n'avions jamais été joué. Il y avait beaucoup de monde et après avoir indiqué le type de la première danse sur une ardoise, nous nous sommes mis à jouer et notre surprise fut très grande mais aussi très agréable car presque tout le monde s'était mis à danser et pas n'importe comment, bien dans le rythme. La soirée s'est agréablement poursuivie. Il était assez fréquent que lorsqu'un musicien faisait une petite pose pendant que les autres jouaient, il aille faire une petite danse. Je suis allé danser avec une jeune femme sourde-muette et j'ai été stupéfait par la justesse de son rythme avec la musique sa souplesse et sa légèreté. Nous avions appris pendant cette soirée qu'ils dansaient par rapport aux vibrations que la musique diffusait sur le sol mais il fallait pour cela une salle particulière avec du parquet et aucune ceinture cimentée entre mur et sol. Vous voyez que l'on peut faire des choses extraordinaires avec des adaptations.

J'attire maintenant votre attention sur les quelques lignes qui suivent : Vous souvenez vous du superbe endroit chic où venaient des grandes formations musicales où j'allais danser et où je rêvais d'être sur la scène avant même de savoir si je ferais un jour de la musique. He bien oui ! j'ai joué dans ce superbe établissement ; pas très souvent mais nous y avons animé quelques galas avec succès. Comme quoi quelquefois les rêves se réalisent.

C'est aussi indirectement dans le cadre de la musique que j'ai rencontré une jeune femme qui deviendra mon épouse. Cet épisode de ma vie ou plutôt de notre vie fait suite dans le prochain chapitre.

CHAPITRE 12

UNE RENCONTRE IMPORTANTE

En 1976, mon copain chef d'orchestre fréquentait une jeune fille qui connaissait une certaine Marielle. C'est grâce à ce couple que je fis sa connaissance.

Marielle était une jeune femme née en 1947 le 8 mai très exactement, elle avait donc 29 ans. Elle travaillait à l'hôpital comme manipulatrice radio en intérim prolongé. Elle habitait un chic appartement à une dizaine de kilomètres de la maison de mes parents où j'étais toujours. La vie n'avait pas été toujours facile pour elle non plus, elle avait perdu ses parents très jeune et avait dû faire face à tous les problèmes et circonstances qui en découlaient. Elle avait elle aussi un problème visuel mais bien moins grave que le mien : Un strabisme qui avait été mal opéré et qui la gênait certes mais auquel elle s'était adaptée et qui n'avait rien de comparable au mien. Elle conduisait et voyait tout mais souvent en double et c'est encore là que les adaptations sont vraiment importantes. J'insiste beaucoup sur les adaptations mais je trouve qu'elles sont tellement importantes dans la vie que je me dois de le faire.

A notre première rencontre, il y eu cette petite étincelle qui ne peut pas toujours s'expliquer et nous nous sommes revus puis revus puis revus... Au départ, ni l'un ni l'autre pensions que notre histoire irait si loin mais au fil du temps les choses commençaient à se préciser dans nos têtes. Elle gagnait beaucoup mieux sa vie que moi de par son métier déjà ensuite parce qu'elle était intérimaire et que l'intérim à cette époque payait très bien, surtout si l'on ne refusait pas de travailler. Elle gagnait donc beaucoup d'argent mais elle en dépensait aussi beaucoup et c'était son droit le plus absolu, elle vivait comme elle l'entendait ; de plus quand les choses devinrent sérieuses entres nous deux (car elles devinrent sérieuses), elle changea complétement de comportement à ce sujet.

Je venais la voir certains soirs chez elle et j'apportais deux gâteaux individuels que nous adorions tous les deux : des saint honorés. Un soir je suis arrivé avec mes deux gâteaux mais j'avais en plus mon rasoir et ma brosse à dents. Elle n'avait pas appréciée du tout mais la chose fut assez vite arrangée.

Au bout de quelques mois, nous avons commencé à parler mariage et d'un commun accord compte tenu de nos deux états visuels respectifs mais surtout du mien, nous primes la décision de consulter un grand professeur en ophtalmologie afin de savoir si nos enfants risquaient des problèmes de vue. Après la prise de rendez-vous nous nous sommes rendus à son cabinet et avons été reçu par ce fameux et soi-disant grand professeur. Nous étions Marielle et moi en face de lui et la réponse qui nous importait le plus était par rapport à moi. Il nous écouta, regarda les documents que nous avions amenés, et s'intéressa que très peu à mon cas, par contre il s'intéressa énormément au cas de Marielle en expliquant qu'il pouvait la réopérer afin qu'elle soit plus à l'aise etc. Nous avions bien tenté de lui expliquer que mon cas nous préoccupait plus que celui de Marielle pour nos futurs enfants, bien que le sien ne soit pas important ; rien ne pût le détourner du problème de ma fiancée. Au bout d'un certain temps nous primes la décision de demander avec assez de fermeté la ou les réponses à nos inquiétudes et sa réponse fut effroyable pour nous. Sans prendre la moindre délicatesse ni le moindre humanisme, voici ce qu'il nous déclara : « Mais que croyez-vous, avec ce que vous avez tous les deux, comment voulez-vous que vos enfants passent au travers, bien sûr qu'ils auront des problèmes de vue. » Nous sommes sortis du cabinet abassourdis et sur le trottoir nous nous sommes mis à pleurer tous les deux. Combien de temps avons-nous pleuré sur ce trottoir je ne sais pas, mais au bout d'un moment nous nous sommes ressaisis et d'un commun accord avons décidé de relativiser compte tenu du comportement de cet homme.

Ce sujet nous préoccupa beaucoup et après en avoir parlé et réfléchi ensemble, nous fîmes les conclusions suivantes : Ce professeur ne m'avait pratiquement pas regardé, les documents que nous lui avions fournis dataient d'un certain nombre d'années et il ne semblait pas avoir réfléchi à d'éventuels progrès de la science pour mon cas, sa réponse brutale même si pour lui c'était la bonne aurait pu être dites d'une manière plus douce et plus humaine. il n'y avait eu jusqu'à maintenant aucune hérédité dans ma famille, mon problème ressemblait plus à un accident qu'à une maladie. Quant au problème de Marielle, l'ennui, c'était surtout d'avoir subi une intervention mal faite. Avoir d'autres avis ? Nous y avions pensé mais après ce qui venait de nous arriver, nous n'en avions pas envie et de plus, soit il y aurait eu des avis différents et le problème restait entier, soit tous les avis auraient été identiques et le dilemme aurait été encore plus important car nous voulions avoir des enfants. Et puis Marielle était très heureuse de vivre malgré son problème et moi, malgré le mien je l'étais également. Donc, en personnes conscientes et très responsables, notre décision fut la suivante : Ne tenons pas compte de ce que ce professeur nous a dit, nous ferons dès la naissance de nos enfants le nécessaire pour déceler une anomalie quelconque mais souhaitons de tout notre cœur et de toute notre âme qu'ils soient normaux.

J'anticipe un peu, mais sachez déjà que nous avons eu deux enfants ; une fille en premier et un garçon en deuxième. Aucun de nos deux enfants n'a le moindre problème visuel. Bravo, mille fois bravo Monsieur le Grand Professeur et surtout merci, vraiment merci de vous être trompé.

Le premier cadeau que Marielle me fit avant que nous soyons mariés fut une perceuse, une perceuse toute jaune. Elle ne m'avait pas fait ce cadeau par intérêt, quoi qu'il y avait quelques trous à faire pour fixer certains objets dans son appartement mais non, elle avait compris que je désirais bricoler. Joindre l'utile à l'agréable, elle était formidable. Elle me fit d'ailleurs un deuxième cadeau avant notre mariage qui était uniquement un cadeau de plaisir pour moi.

A partir de ce moment j'ai donc pu commencer à bricoler vraiment. Tout d'abord avec ma perceuse, c'était mes débuts et quelques fois le trou n'était pas tout à fait au bon endroit mais il fallait là encore que je me trouve des adaptations et Marielle comprenait très bien. Dans son appartement, il y avait une chambre d'amis qui n'était pas tapissée, la décision fut prise de tenter la tapisserie dans cette pièce. Dire que ce fut vraiment facile serait peut-être mentir mais pour une première je m'en suis très bien sorti et le résultat était satisfaisant. J'avais commencé à faire des vrais travaux de bricolages et cela me rendait extrêmement heureux.

Par la suite, j'ai fait beaucoup de tapisseries car nous avons déménagé souvent et je suis devenu un expert en la matière même avec du papier à raccord. Comment je fais? Avant de couper mes lés de papier peint, je prends un repère à gauche et à droite du papier à environ 15 centimètres de la coupe, je m'imprègne bien de ces repères afin de les retrouver facilement. Je coupe mes lés en tenant compte de mes repères, j'encolle et je mets mon lé sur le mur. Pour le premier lé, soit je me guide avec l'angle du mur s'il n'y a pas trop de fau équerrage, sinon je trace une ligne verticale. Pour le deuxième lé et les suivants, je mets mes deux repères l'un en face de l'autre, le nez pratiquement collé sur le papier peint pour que les deux repères soient bien à leur place, je commence à coller en regardant attentivement avec mes doigts si le joint entre les deux lés est parfait ; mes doigts ressentent le moindre décalage (chevauchement ou écartement des deux lés) et je rectifie si nécessaire. Ensuite je colle la totalité du lé sur le mur en regardant surtout encore avec mes doigts s'il n'y a pas de bulle d'air à éliminer, tout ceci en m'aidant bien entendu d'une brosse à tapisser. Il ne me reste plus ensuite qu'à araser le haut et le bas des lés en m'aidant encore beaucoup avec mes doigts. Excusez-moi d'avoir été un peu long dans cette description mais je voulais encore une fois vous démontrer qu'avec une vue très basse on peut faire et faire même des choses minutieuses.

Nous sommes le 23 juillet 1977, le grand jour est arrivé ; c'était la célébration de notre mariage. Il faisait un temps splendide ce qui est toujours plus agréable pour une journée comme celle-ci. Après le mariage civil qui s'était très bien déroulé il y eut la cérémonie religieuse où l'un de mes ami musicien interpréta au saxophone en solo dans l'église quelques morceaux connus don l'Ave Maria de Schubert ; (Grand moment d'émotion). Il y eut un vin d'honneur avec beaucoup de monde, mon père était très connu dans sa commue car il était conseiller municipal et membre du comité des fêtes donc énormément de personnes de ses connaissances venaient s'ajouter aux nôtres et à la famille. Le repas du midi se déroula en petit comité dans un luxueux restaurant et le repas du soir avec animation musicale faîte par mes copains musiciens se déroula dans un restaurant situé sur les bords romantiques d'une charmante rivière de la région. Quant à notre voyage de noce, nous sommes partis simplement 3 jours dans l'ouest de la France.

Marielle n'aimait pas trop le style de musique que nous faisions, elle aimait et aime toujours plutôt la musique classique et non la musique dite populaire (musette et autres). En ce qui me concerne, j'aime certaines musiques classiques mais je ne suis pas un inconditionnel et je dois avouer que j'ai plutôt un penchant pour les musiques dites populaires. Quoiqu'elle ne m'ait rien demandé au sujet de ma participation avec l'orchestre quand nous nous sommes mariés, j'ai décidé de ne pas continuer cette activité. J'ai considéré qu'étant marié, jouer dans un orchestre les week-ends était incompatible pour plusieurs raisons que tout le monde n'est pas obligé de partager mais ce fut mon choix.

CHAPITRE 13

PEUT ETRE TROP D'EMBALLEMENT

Revenons au travail, en 1977 le poste de gérant ou responsable de magasin de la superette où j'étais employé m'était passé sous le nez et cela comme je vous l'ai déjà dit m'avait beaucoup vexé. De plus, j'avais à la même époque rencontré Marielle qui gagnait beaucoup plus d'argent que moi et vis-à-vis d'elle, je ne me sentais pas à la hauteur. Ce sentiment était complètement personnel car jamais elle ne m'en avait fait la moindre allusion mais il était néanmoins présent en moi. Donc il fallait que j'essaye de trouver une solution.

La solution se présenta quand j'appris qu'une supérette plus proche de là où j'habitais cherchait un responsable de magasin. C'était de la concurrence directe du magasin où j'étais donc si je pouvais avoir ce poste, je cumulais mes satisfactions : j'avais moins de chemin à faire pour aller travailler, mon salaire était bien supérieur et je faisais un joli pied de nez à celui qui ne m'avait pas donné cette promotion. Après avoir pris contact et passé l'entretien d'embauche avec la direction général, j'eus une réponse positive. J'avais sans doute réussi l'entretien d'embauche mais je pense aussi que cette direction était trop contente de récupérer un employé sans doute valable à la concurrence.

J'ai donc commencé mon travail et dès le premier jour je me suis senti très démuni, très mal à l'aise, très déconcerté. Pourquoi ? A force de faire en sorte de vivre comme les autres sans faire de différence surtout dans les endroits connus, on a sans doute tendance à oublier son handicap et c'est très bien mais il y a aussi le revers de la médaille que j'ai connu ici. Je me suis retrouvé dans ce magasin que je n'avais vu qu'une seule fois à ma visite d'embauche, que je ne connaissais donc pas du tout pour y travailler et je me suis senti complètement perdu. D'abord avec le personnel que je ne connaissais pas et que ma mauvaise vue ne me permettait pas de voir suffisamment surtout leurs visages pour vite les reconnaitre même avec leur voix (car je reconnais beaucoup à la voix). Une ou deux personnes à la fois, oui mais dix ou douze en même temps c'est beaucoup plus difficile. Ensuite l'emplacement des rayonnages et des marchandises que je devais mémoriser également et très vite. Il y avait aussi les différentes adaptations que je devais trouver et adapter à la configuration du magasin, celles que j'avais dans l'autre magasin n'étaient pas forcément faites pour celui-ci etc etc.

Les jours suivants, j'ai insisté pour tenter d'y arriver mais en vain. J'étais rentré le 24 mai 1977, j'en suis parti le 28 mai 1977. 5 jours, ces 5 jours m'ont fait comprendre qu'il ne fallait surtout pas s'emballer trop vite surtout avec un handicap et ne pas faire les choses sur un coup de tête comme je l'avais un peu fait cette fois.

Cet épisode se passait 2 mois avant notre mariage et il fallait à nouveau assumer cette situation de chômage et de recherche d'emploi.

CHAPITRE 14

BEAUCOUP DE CHANGEMENTS

J'étais donc inscrit au chômage et de ce fait je touchais un peu d'argent mais ce n'étais pas une situation qui me convenait. Je me suis mis une nouvelle fois à chercher du travail plutôt dans le commerce mais en faisant bien attention cette fois et en réfléchissant bien si mon problème visuel n'était pas incompatible. Il fallait donc que je trouve un employeur qui veuille de moi et que moi je sois sûr de ne pas faire d'erreur. Compte tenu de ces critères, je ne m'étais pas fixé sur un endroit, une ville ou un village, je m'étais mis à chercher sur un territoire très large. Après plusieurs tentatives, j'eus enfin des contacts sérieux pour un poste commerciale en franchise dans l'est de la France. Il s'agissait de prendre en charge un magasin avec dépôt, clientèle, matériel et personnel moyennant un prix d'achat qu'une enseigne libérait. Il s'agissait de ventes et poses de cuisines et de cheminée. L'enseigne nous formait et ensuite comme toutes franchises, nous aidait dans les modes de ventes, la publicité etc ; en contrepartie nous devions lui verser un certain pourcentage de nos ventes. Après une étude approfondie de cette offre, je pensais pouvoir tenir ce poste mais il me fallait quelqu'un pour me seconder et qui connaisse bien les adaptations qui me convenaient. Qui pouvait bien assurer cette tâche ? Marielle bien sûr. Elle n'avait pas de formation commerciale et la vente n'était pas vraiment son truc mais elle accepta. L'enseigne étudia de son côté notre candidature et la signature du contrat eut lieu peu de temps avant notre mariage.

En septembre, nous avons donc déménagé, fait notre formation et pris en charge cette structure. Mon épouse avait cessée d'exercer son métier de manipulatrice radio, elle s'occupait du secrétariat et m'aidait pour certaines tâches difficiles pour ma vue. Quant à moi, je m'occupais de toute la partie commerciale et technique.

Les affaires marchaient bien mais nous trouvions que le pourcentage donné à l'enseigne était beaucoup trop important par rapport à ce qu'elle nous apportait et nous avions pu rompre le contrat. Indirectement, je travaillais le bois et c'était bien. Une chose qui va sans doute encore vous étonner : avec des adaptations j'arrivais à faire les plans et perspectives des produits que nous vendions.

La marche et la croissance de notre petite

entreprise commerciale de 5 personnes était bonne mais il se passait quelque chose de très important et de très grave : J'avais l'impression que le peu de vue que j'avais était en train de baisser. De jour en jour, ce n'était plus qu'une simple impression mais une réalité, je voyais tout de plus en plus trouble, brouillé et je me posais beaucoup de questions.

Comme je viens de le dire, la croissance était bonne, voir beaucoup trop bonne car nous avons subi tous les critères d'une croissance trop rapide. En début d'année 1980 nous étions dans l'obligation de faire un dépôt de bilan avec en prime ma vue qui semblait s'en aller tout doucement.

Nous n'avions pas grand-chose avant mais après cela nous n'avions plus rien et même moins que rien puisque nous avions des dettes. Heureusement, mon épouse avait pu reprendre son travail en intérim et moi, je recommençais à pointer au chômage avec un peu d'argent à la clé mais il fallait encore tout recommencer en repartant de moins 0 et ne sachant pas l'issue de mon déficit visuel. Très peu de temps après avoir arrêté cette activité, une chose formidable apparut : Ma vision redevint normale ; enfin quand je dis normale je veux dire comme avant c'est-à-dire avec mon 1/10 après correction. La raison de cette alerte était probablement due au surmenage et à la fatigue, ce furent en tous cas les conclusions et j'étais débarrassé de cela ce qui était très bien.

Il faut savoir que dans les cas de dépôt de bilan, rien n'est fait pour que les personnes s'en sortent. L'actif qui existe est complètement bradé pour ne pas dire donné et des rapaces se ruent à ces ventes afin de décrocher les soi-disant bonnes affaires. En ce qui nous concernait, si l'actif avait été vendu au prix coutant, il n'y aurait eu aucune dette, tout aurait été largement régularisé. Parmi les créanciers, le personnel est prioritaire et c'est normal. Ensuite ce sont les organismes d'état et là, au lieu de vous tendre la main, non au contraire. J'ai eu une saisie arrêt sur salaire pendant plusieurs années. Si la liquidation n'est pas frauduleuse je trouve cela beaucoup trop dure. Peut-être que maintenant les choses ont un peu changé mais à cette époque c'était comme cela car je n'étais pas en société mais en nom personnel. Voilà, je n'en dirai pas plus à ce sujet. Par contre et c'est le paradoxe, dans certaines circonstances d'autres organismes d'état aident beaucoup ; j'aurai l'occasion d'en reparler.

CHAPITRE 15

UN PREMIER BEBE

Heureusement, des moments très heureux ont aussi marqué cette période. Au mois de novembre 1978 ma femme était enceinte de 8 mois, elle avait de la tension et le bébé ne grossissait pratiquement plus. Le 28 novembre il nous était absolument nécessaire de nous rendre dans la région où Marielle était née pour régler des affaires de famille. La distance était d'environ 300 kilomètres donc 600 kilomètres aller-retour qu'il fallait faire dans la journée. Nous partîmes assez tôt le matin et mes parents nous accompagnaient. Nous avions une voiture confortable ce qui était préférable pour l'état de mon épouse. Après avoir réglé les affaires, nous prîmes le chemin du retour dans la soirée et en chemin nous avons rencontré beaucoup de neige. Arrivés chez nous sans encombre, le contrat était rempli. Dans la nuit Marielle ressentit des contractions qui s'amplifièrent avec le temps. Le matin, il fallait que j'aille travailler mais il y avait mes parents avec elle et il semblait bien qu'elle allait être hospitalisée assez vite

Le 29 novembre 1978 vers 8 heures 45, un coup

De téléphone me prévenait de venir très vite car l'arrivée du bébé était imminent. Je suis arrivé à la maternité vers 9 heures et quand je suis rentré dans la salle d'accouchement, le bébé arrivait en même temps. C'était une petite fille et l'obstétricien pestait en disant que l'on avait frisé la catastrophe (sans doute faisait-il allusion à notre voyage de la veille). Il demanda ensuite son prénom : Sylvie. Sylvie, peut-être que Marielle l'avait vue un peu mais moi, je l'avais juste vue passer très vite devant moi dans les bras d'une sage-femme. Quelques instants après, nous avons pu la voir de plus près et plus longtemps. Elle était toute petite et toute mignonne ; elle pesait à peine 2 kilos et on nous annonça qu'il fallait qu'elle soit mise en couveuse jusqu'à ce qu'elle ait un poids acceptable. C'était normal car n'oublions pas qu'elle était prématurée néanmoins c'était dur à accepter de la séparer de nous, encore plus pour sa maman que pour moi. Elle resta chez les prématurés un peu plus d'un mois et le jour où nous l'avons amenée à la maison fut une grande joie et une grande fête.

Dès que ce fut possible, nous fîmes examiner sa vision pour savoir ce qu'il en était et le résultat fut merveilleux, elle n'avait rien pas plus en rapport avec le problème de Marielle qu'avec le mien.

Sylvie était une enfant très agréable qui s'adaptait facilement aux différentes situations imposées par nos activités et notre vie de ces périodes. Pour ma part, j'étais un peu papa poule, je changeais volontiers les couches, donnais le biberon de temps en temps même si c'était sa maman qui faisait ces choses-là le plus souvent. J'adorais jouer avec elle, lui raconter des histoires etc. D'autre part, à partir de janvier 1980, Sylvie avait donc 1 an, mon épouse s'était remise à faire de l'intérim pour des raisons matérielles comme je l'ai dit plus haut. Elle avait des contrats qui étaient parfois éloignés de la maison et qui pouvaient durer plusieurs semaines et avec toute sa bonne volonté, elle ne pouvait pas être tous les soirs à la maison et il fallait bien garder et s'occuper de notre enfant ; là encore un énorme merci à mes parents qui nous ont une fois encore beaucoup aidés.

Sylvie devait avoir environ 6 mois, un dimanche ensoleillé où nous faisions un barbecue dans le jardin un chien se trouvait là à quelques mètres de nous. Il nous regardait avec un air craintif mais néanmoins très intéressé par l'odeur du barbecue. Il n'y avait pas de clôture autour de la maison, il lui avait donc été facile de rentrer dans le jardin. Sylvie le regardait d'un air amusé et semblait lui dire : « viens, approches-toi de nous. » Malgré ses craintes, ce qui se passait au niveau de son odorat était certainement plus fort car il s'approchait de plus en plus vers nous, doucement certes mais il s'approchait. C'était un Epagneul breton et il s'approchait toujours plus de nous ; Sylvie, était aux anges et nous finîmes par lui parler en lui tendant un petit morceau de viande. Il se rapprocha encore plus, prit le morceau de viande et s'installa près de nous. Il passa le repas avec nous, puis l'après-midi et le soir nous lui fîmes comprendre qu'il devait rentrer chez lui mais il ne voulut rien savoir, la porte fermée il pleurait pour rentrer dans la maison. Résignés, nous installâmes une couverture dans l'entrée et il passa la nuit chez nous. Au matin, il n'avait pas fait de saletés dans la maison, il eut son petit déjeuner et il fallait prendre une décision à son égard. Un maçon qui faisait des travaux chez nous arriva et nous dit qu'il savait à qui il appartenait. Nous décidâmes donc de le rapporter à ses maîtres qui habitaient pas très loin de notre maison. Arrivés à cet endroit, une femme nous reçut et nous répondit que le chien était bien à eux mais il refusait de descendre de voiture ; Je le pris dans mes bras et l'emmena auprès de la dame. A peine posé à terre, il courut vers la voiture et sauta dans le coffre. La dame nous dit alors : « Si vous le voulez, prenez le, il est à vous. » Sans nous donner plus de précisions, elle voulait s'en débarrasser et nous repartimes avec le chien.

Quand Sylvie revit le chien, nous avons tout de suite compris qu'elle était heureuse mais il fallait maintenant lui trouver un nom. En allant acheter des croquettes un nom nous plu: Voyou ; notre chien s'appellera Voyou. Quand Sylvie commença à parler, Voyou se transforma en Oyou. Ce fut pour elle sans doute l'un des plus beaux jouets qu'elle put avoir pour ne pas dire le plus beau et elle en profita une bonne partie de sa jeunesse.

CHAPITRE 16

UNE DECISION QUI VA TOUT CHANGER

Revenons au mois de janvier 1980, nous avons une petite fille d'un an, notre avoir est négatif, je suis au chômage, Marielle repart faire de l'intérim, j'ai toujours mon handicap et nous avons un chien.

Je me suis donc remis à chercher du travail plutôt sur Paris ou la région parisienne pensant qu'il y avait plus de possibilités mais les résultats n'étaient pas brillants.

Pendant cette période qui dura plus d'un an et demi je voulais rester très actif afin de ne pas tomber dans une léthargie qui aurait été très néfaste à mon sens. Je me levais tous les jours vers 6 heures du matin comme si je devais aller travailler ; Plusieurs fois par semaine je partais le matin faire entre 50 ou 100 kilomètres en vélo (j'avais depuis quelques années un vrai vélo de course). Je jardinais et je bricolais beaucoup car j'avais bien progressé dans ces domaines ayant habité successivement dans une maison neuve et maintenant dans une vieille maison, toutes deux en location bien entendu. Je lisais, je me documentais et bien sûr, je m'occupais aussi de Sylvie et de Oyou.

Mon épouse et moi-même cherchant des solutions de toutes parts. Nous fîmes connaissance par le biais du service social de la mairie d'une femme et d'un homme aveugles tous les deux, mais qui n'avaient aucun lien de parenté qui essayèrent de nous sortir de la panade dans laquelle nous étions. C'est ainsi que je me mis à apprendre le braille, on ne sait jamais, cela pourrait peut-être servir un jour. Le monsieur me donnait des cours plusieurs fois par semaine et bien entendu, je m'entrainais chez moi. Comme chacun sait, le braille permet aux aveugles et malvoyants sévères de lire et d'écrire. Il fut inventé par un monsieur français : Louis Braille qui avait perdu la vue dans un accident. C'est un système de 6 points tactiles disposés de différentes façons pour représenter les lettres de l'alphabet, la ponctuation, les chiffres etc. Pour écrire et lire plus vite, il existe le braille abrégé qui est en fait de la sténo braille. Je m'entrainais donc chez moi car pour acquérir de la vitesse il est indispensable d'en faire beaucoup. Je me débrouillais assez bien et cela faisait partie de mes multiples occupations de chômeur. Ces deux personnes nous donnaient beaucoup de conseils, de renseignements, d'adresses pouvant nous être utile et je les remercie très sincèrement pour tout ce qu'ils ont fait pour nous.

Un jour, j'étais à Paris à la recherche d'un emploi, ma vue tomba sur une enseigne relative aux emplois des personnes aveugles et mal voyantes. Pourquoi ai-je vu cette enseigne, je ne sais pas, je l'ai vue c'est tout ce que je peux dire. Peut-être y avait-il des choses intéressantes à l'intérieur de ce bâtiment ; je décidai donc d'y entrer. Je fus reçu par un monsieur aveugle avec qui une conversation très intéressante s'engagea. Il m'expliqua qu'il était en relation directe avec une grande compagnie multinationale en informatique. Quant à moi, je lui expliquai mon cas et après toutes ces informations il me dit que je pouvais certainement prétendre à un poste de programmeur dans cette société. Pour se faire il fallait connaître le braille et savoir taper à la machine. Le braille, j'étais bien avancé dans mon apprentissage par contre, je ne connaissais pas la dactylographie mais j'étais prêt à faire des efforts pour l'apprendre. Avant de nous quitter, nous décidâmes de nous tenir au courant l'un et l'autre des suites de cet entretien. Je me mis donc à apprendre la dactylographie avec le monsieur qui m'apprenait le braille et il me prêta une machine à écrire pour que je m'entraine chez moi. Par la suite j'eu différents contacts avec ce monsieur et la société ; j'avais mis le turbo pour l'apprentissage du braille et de la dactylo .

Tout semblait être acquis pour que cette multinationale me confie un poste de programmeur, il ne restait plus qu'un dernier entretien à avoir avec la direction pour décider officiellement de mon embauche. Cet entretien eu lieu avec notamment des explications sur le poste que je devais avoir et sur différentes informations et nous partîmes Marielle et moi (car elle m'avait accompagné) confiants.

Une lettre de cette société datée du 10 octobre 1980 nous faisait à nouveau déchanter. Voici quelques termes de cette lettre :

« Votre candidature a été examinée avec la plus grande attention, malheureusement, notre recrutement est soumis depuis peu à des limitations très strictes.(…)

Nous vous prions de nous excuser d'avoir tardé à vous faire connaître notre position, mais nous avons longtemps espéré mener à terme votre dossier, malgré les difficultés rappelées ci-dessus. »

Que fallait-il en penser ? Pour Marielle et moi, nous nous sommes dit qu'ils ne m'avaient pas trouvé assez handicapé pour le poste adapté qu'ils proposaient et qu'il aurait peut-être mieux valu que je sois totalement aveugle. Ce n'est peut-être pas la raison mais c'est ce que nous avons pensé. Quoiqu'il en soit, nous en étions toujours au même point.

Discussions, réflexions, propositions, Marielle et moi mais aussi d'autres personnes cherchions une solution et c'est ainsi que refit surface dans nos esprits la profession de masseur kinésithérapeute ; cette profession était bien adaptée aux aveugles et malvoyants donc pourquoi ne pas envisager cela. Nous prîmes des renseignements sur les possibilités de formation, les écoles, le niveau requis pour y entrer etc.

Nous prîmes rendez-vous dans l'une de ces écoles et le premier contact pour exercer cette formation ne fut pas des plus encourageant. Nous fumes reçus mon épouse et moi par un monsieur qui examina mon cas, me questionna et qui nous déclara que compte tenu de mon niveau, il serait mieux que je fasse la formation de standardiste. Malgré notre insistance nous comprîmes que mon dossier de candidature à la formation de masseur kinésithérapeute ne serait pas accepté.

Nous nous sommes alors tournés vers une autre école où nous prîmes rendez-vous. Comme dans la première école où nous étions allés la personne qui nous avait reçus me posa des questions, examina mon cas mais la réponse fut toute autre. Voici ce que l'on m'annonça : « C'est possible pour vous mais il faudra sans doute travailler fort. Tout d'abord la limite d'âge pour commencer cette formation est de 40 ans donc en commençant en septembre 1981 c'est possible, mais il ne faut pas tarder plus. Il y a une première formation de remise à niveau valable aussi pour ceux qui n'ont pas le bac et qui se fait sur une année avec comme matières : français, sciences naturelles, mathématiques, physique chimie niveau bac. Cette année s'appelle kiné préparatoire puis ensuite 3 années de formation à la masso kinésithérapie. Pour vous, compte tenu de votre niveau il vous faudra sans doute 2 ans de kiné préparatoire mais ce n'est pas incompatible du tout. D'autre part cette formation est prise en charge et vous êtes rémunéré en fonction de votre ancien salaire jusqu'à 3 fois le smic. » Voilà ce que l'on me répondit.

Il ne restait plus qu'à faire toutes les démarches nécessaires et lorsque tout fut en règle, je fus admis pour la rentrée de septembre 1981. Cette école se trouvait dans le sud ouest de la France il nous fallait donc déménager.

On nous avait aussi indiqué qu'il y avait une petite citée pavillonnaire H L M juste à côté de l'école et qu'il y avait justement un pavillon qui était libre. Nous nous en sommes occupés et nous avons eu ce pavillon en location qui était très bien : Cuisine, séjour salon, 4 chambres, salles de bain, w c, garage et jardin. Quant à Marielle, elle avait fait la demande d'un poste de manipulatrice radio à l'hôpital qui se trouvait à environ 15 kilomètres de l'école et elle eut un poste. D'un seul coup tout nous paraissait d'une simplicité extraordinaire.

C'est maintenant que je reviens sur le paradoxe des organismes d'états. Certains essayent de vous prendre même ce que vous n'avez pas et d'autres comme ce fut mon cas prennent en charge une formation professionnelle de 4 ans minimum et en plus vous verse un salaire. Certes pour en bénéficier il faut avoir un handicap mais je trouve que c'est vraiment très bien et là je dis merci.

CHAPITRE 17

MES ETUDES DE KINE

Quelques jours avant la rentrée de septembre je suis venu seul en train pour faire quelques travaux dans la nouvelle maison ; puis ma femme, ma fille et notre chien me rejoignirent.

4 ans, c'était le minimum de temps qu'il me fallait pour devenir kiné mais d'après ce que les responsables de l'école m'avaient dit, cela serait au moins 5 et peut-être plus car rien ne prouvait que je ne redouble pas en kiné. Peu importe, j'y mettrais le temps qu'il faudrait mais j'y arriverais et si possible assez vite.

La rentrée se fit sans problèmes ; nous n'étions pas très nombreux dans cette promotion mais très diversifiés aux niveaux des métiers exercés auparavant et des raisons du problème visuel de chacun. Directeur de banque, cuisinier, comptable, étudiant, horticulteur, commerçant ; aveugle, amblyope, à des degrés divers ; de naissance, acquis par maladie ou par accident etc, en fait un éventail très large. Très rapidement nous avons formé un groupe vraiment uni qui dura toute l'année scolaire. Je pense que le fait d'être là pour nous en sortir face à nos problèmes avait aidé à souder une très bonne ambiance entre nous. Tous dans le même panier si j'ose dire avait aidé à faire une équipe très solidaire.

Au bout d'une semaine ou deux un mouvement de grève du personnel de l'école y compris les professeurs se dessinait et finit par avoir lieu. Nous fîmes sans cours pendant plusieurs jours, indépendamment de notre volonté. Au bout d'un certain temps, les grèves se terminèrent et les cours reprirent. Nous avions eu quelques cours avant les grèves notamment un cours de science naturelle qui traitait de l'historique de la cellule avec beaucoup de dates se rapportant à différents évènements. Ce cours, je l'avais lu mais je ne l'avais pas approfondi au point d'apprendre par cœur toutes les dates. Nous étions donc à notre deuxième cours de science naturelle avec en face de nous notre professeur. Nous ne connaissions pas du tout sa manière d'enseignéêr mais nous allions bientôt le savoir. D'emblée, il s'adressa à l'un d'entre nous en lui demandant qu'il parle du dernier cours en donnant des dates à l'appui. Je ne sais pas s'il avait regardé ses notes ou pas mais il fut incapable de dire un mot sur le sujet et le prof annonça la couleur ou plutôt le numéro : 0. J'espérais en moi-même que le prochain s'il y en avait un ne soit pas ma pomme mais mes espérances ne furent pas exaucées, il y eut un prochain et ce fut moi. Je pus parler un tout petit peu, répondre un tout petit brin à ses questions et j'eus le numéro 3. Je pus lui dire quand même que je ne pensais pas qu'il faille apprendre toutes ces dates par cœur, que j'avais lu son cours comme quelque chose d'intéressant mais davantage comme une prise de connaissance en la matière et que de toutes façons, je n'étais pas là pour m'amuser mais pour m'en sortir le plus vite possible et qu'il s'en rendrait compte par la suite. Ce à quoi il répondit : « Ok je mets le 3 entre parenthèse, nous verrons par la suite.» J'avais arrêté de fumer depuis 6 mois avec l'acupuncture, aussitôt après le cours nous sommes sortis en pause, j'ai demandé une cigarette à celui qui avait eu 0 et c'est ainsi que je me suis remis à fumer. Les cours de science naturelle se succédaient, le prof interrogeait les uns et les autres et j'attendais mon tour pour voir s'il tiendrait parole. Mon tour arriva et en effet il tint parole, mon 3 se transforma je crois en 11.

Le travail était intense en tous cas pour moi car malgré mon niveau, je voulais essayer de faire cette remise à niveau en un an. Le soir après les cours qui duraient toute la journée, j'étais saturé, je ne pouvais plus étudier donc tous les matins je me levais à quatre heures et là mon cerveau était remis à neuf et je pouvais étudier tous mes cours beaucoup plus facilement.

Tous les professeurs que nous avions étaient proches de nous et faisaient tout pour nous aider. Nous avions donc un prof de mathématiques, un de science naturelle, un de Français, un de physique chimie, un prof d'E P S et un de dactylo. Il y avait dans cette première année de formation une ambiance super agréable et j'en garde un merveilleux souvenir.

J'avais été élu délégué adjoint des représentants des élèves et donc je participais aux conseils de classe. Au cour de l'un de ces conseils, certains responsables et certains profs se mirent à parler d'un élève qui posait apparemment de gros problèmes sans le citer ; intrigué, je demandai alors de qui il s'agissait, tout le monde paru gêné et l'on me répondit qu'ils ne pouvaient pas me le dire. Même en insistant je ne pus savoir de qui il s'agissait. Je m'adressais alors au délégué principal qui était là qui ne me répondit pas clairement lui non plus. A la fin du conseil de classe je suis allé demander à différents responsables de me dire de qui il s'agissait, rien à faire, tout le monde répondait la même chose : « on ne peut pas vous le dire. » A force d'insister ici et là, je finis quand même à savoir le nom de la personne concernée. Il s'agissait en fait du délégué principal des élèves, celui qui était au conseil avec moi. Ce comportement de certains responsables m'avait beaucoup choqué, je reconnais qu'il n'était peut-être pas bon de le citer en sa présence mais quand j'ai voulu savoir après le conseil, j'estime que l'on n'avait pas à me le cacher. Il y a quelquefois des situations ambigües!......

A trois ou quatre, nous faisions quelquefois des randonnées en vélo, ce qui veut dire que je ne suis pas le seul miro à pédaler. Il y avait même un de mes copains qui en plus de ses problèmes de vue était amputé tibiale et il pédalait presque aussi bien que nous avec sa prothèse. Ce garçon aimait beaucoup plaisanter comme pratiquement tout le monde dans cette promo. Un jour de connivence avec d'autres, il entra dans un bar sans sa prothèse avec ses deux cannes en se faisant bien remarquer pour qu'on se souvienne bien de lui, puis dans le bar, dissimulé, il mit sa prothèse laissa ses cannes et sortit en se faisant a nouveau bien voir. Vous imaginez la réaction des gens qui l'avaient vu auparavant.

J'étais le plus âgé de la promo et ce titre me valut le surnom de Papi que j'ai gardé tout le temps de mes études de kiné. Cela ne me gênait absolument pas car c'était dit avec gentillesse et sympathie. D'une manière moins régulière, c'était l'ancêtre ou le vieillard mais c'était dit aussi pour la rigolade.

En fait ce n'était pas un an d'études pour faire ce rattrapage, mais neuf mois et demi car les cours commençaient en septembre et l'examen d'aptitude à l'admission à l'école de kinésithérapie avait lieu vers le 15 juin.

A la fin du cycle scolaire l'examen eut lieu et les résultats arrivèrent quelques jours plus tard. Une première grande victoire pour moi car j'avais obtenu cet examen en un an seulement. Je crois que nous étions dix à le passer, nous étions seulement trois à l'avoir réussi.

Après l'examen nous devions rester a l'école jusqu'à sa fermeture ; nous faisions un peu ce que nous voulions et je n'ai jamais joué autant aux boules que pendant cette période. Oui, j'ai bien dit aux boules vous avez bien compris, tout ceux qui avaient un peu de vision jouaient aux boules et même les non-voyants total y jouaient aussi un peu. En ce qui me concerne, j'ai surtout des problèmes pour voir le cochonnet, il faut que quelqu'un me montre avec le bout de son pied où il se trouve, je le repère bien en m'approchant s'il le faut et je garde bien dans mon champ visuel ce petit point que j'aperçois de l'endroit où l'on tire. Quant aux boules, dire que je les vois bien serait mentir, disons que de l'endroit où l'on tire je vois des masses plus grosses que le cochonnet. Pour les aveugles total, le principe est celui du torball, quelqu'un frappe au- dessus du cochonnet puis au-dessus des boules déjà jouées si besoin et par indications verbales.

Pendant ce temps, Sylvie grandissait, Marielle travaillait et Voyou se reposait et se promenait. Cette année-là, nous avions acheté une petite toile de tente et nous partîmes en camping 15 jours.

En septembre 1982, j'entamais ma première année de formation kinésithérapique. Ce n'était plus le directeur avec qui j'avais eu à faire jusque-là, l'école de kiné avait son propre directeur. Ce n'était plus du tout la même ambiance de copains agréables et solidaires que j'avais connu l'année précédente ; pas par la faute du directeur mais parce que l'ensemble des personnes qui formait cette promotion n'étaient pas si proches les uns des autres. Parce que certaines méthodes et paroles utilisées par quelques enseignants me donnaient l'impression de n'avoir jamais travaillé, de n'avoir aucun passé professionnel. Je sais qu'il n'est pas évident et même très difficile d'enseigner à des hommes et des femmes de tout milieu, de tout âge, de toutes provenances et avec des passés aussi diversifiés qu'il y avait d'élèves. Il n'empêche que cette année d'études kiné fut pour moi la plus difficile.

Il y avait des enseignant à temps plein de l'école et des enseignants vacataires qui enseignaient les matières les concernant. C'était des professionnels de santé : médecins et kinés ; ils étaient complémentaires aux enseignants temps plein qui étaient eux même excellents mais ils nous enseignaient l'approche réelle du terrain.

Je travaillais toujours d'arrache pieds en me levant comme la première année à 4 heures du matin et mes résultats étaient très satisfaisants. Nous avions beaucoup de cours théoriques et de cours pratiques de massage. En fin de première année, nous devions faire un premier stage d'initiation d'un mois à l'hôpital. Je fis le mien en rééducation fonctionnelle et tout se passa très bien. Je fus admis en deuxième année de kiné ; j'avais rempli la moitié du contrat puisque j'avais réussi deux années sur

L'ensemble des quatre années de formation.

La deuxième année se déroulait avec stage le matin et cours l'après-midi. L'école faisait venir un car qui nous emmenait le matin à l'hôpital sur nos terrains de stage qui se trouvait à environ 15 kilomètres et qui nous ramenait le midi, après le déjeuner nous avions cours jusqu'au soir. Tous les stages et tous les cours se passèrent très bien.

A cette époque et depuis toujours j'avais très peur de l'eau et je n'aimais pas du tout me baigner. J'avais une telle peur que je ne pouvais pas supporter que ma fille même accompagnée ait de l'eau au-dessus des genoux. C'était ridicule et j'en étais conscient mais c'était plus fort que moi. Je propageais de l'angoisse à Sylvie et en plus nous nous disputions Marielle et moi car elle, elle aimait et n'avait pas peur de l'eau. A l'école de kiné, nous avions des cours d'E P S et allions de temps en temps à la piscine. Je me suis dit que c'était peut-être l'occasion d'apprendre à nager. J'avais l'impression que si je pouvais mettre la tête sous l'eau je serais sauvé de cette peur. J'ai donc appris à nager avec notre prof d'E P S j'avais 40 ans au cours de cette deuxième année. Depuis ce jour je n'ai plus eu peur de l'eau, mes enfants peuvent nager à leur guise sans que je crie et il n'y a plus eut de dispute entre Marielle et moi à ce sujet. Dire que je nage comme un poisson serait vraiment prétentieux, je nageotte et je n'aime toujours pas l'eau.

Cette deuxième année, comme je l'ai déjà dit se passa très bien, d'autant que l'ambiance était meilleure qu'en première année et que surtout le temps avançait et donc la fin approchait. Le travail était pour moi toujours aussi intensif avec entre autres les levées à 4 heures du matin mais les résultats étaient là et c'était très réconfortant. A la fin de cette deuxième année, je fus admis en troisième année, la dernière ligne droite arrivait.

Je n'avais plus qu'un an à faire si tout allait bien et nous commencions à parler sérieusement avec Marielle d'un deuxième enfant. Personnellement j'aurais préféré avoir mon diplôme et du travail avant qu'elle ne soit enceinte mais elle le fut un peu plus tôt donc je me devais de réussir cette dernière année d'études et de faire tout pour trouver un emploi. Les cours, les stages se passèrent très bien avec toujours la même intensité de travail. Le diplôme d'état devait avoir lieu fin mai ; au paravant j'avais envoyé une cinquantaine de lettres avec C V dans différents hôpitaux, centres de rééducation, et centres de cure, pour proposer mes services. Beaucoup répondirent qu'ils n'avaient pas de poste, trois ou quatre qu'il était indécent de faire une demande d'emploi avant d'avoir son diplôme d'état et enfin trois me répondirent positivement et me donnèrent rendez-vous dès que j'aurais mon diplôme. Parmi elles l'une émanait de l'hôpital d'une grande ville du centre de la France qui recherchait un kiné pour un hôpital annexe situé dans une ville beaucoup plus petite mais très animé se trouvant à une cinquantaine de kilomètres de ce grand hôpital. Marielle et moi prirent cette option et avant même d'avoir mon diplôme, j'avais du travail. A la fin de cette troisième année, j'obtins mon diplôme d'état de masseur kinésithérapeute, j'étais assez fier de moi car j'avais fait un sans-faute, aucun redoublement, 4 ans.

Tout cela était super mais malheureusement il y avait encore quelque chose qui allait mal : durant cette période, Marielle qui était enceinte développa une grosseur au niveau d'un sein. Après consultations, il s'avéra que ce n'était pas bénin mais qu'il valait mieux attendre si possible que le bébé naisse avant de faire quoi que ce soit. Durant toute sa grossesse, la tumeur n'avait pas grossi et donc il n'y avait pas eu besoin d'y toucher.

CHAPITRE 18

UN DEUXIEME BEBE

Le 25 mai 1985, nous sommes à trois jours de l'examen du diplôme d'état, mes parents sont chez nous et je révise plein pot. Marielle part à l'hôpital pour une consultation. Elle est à 8 mois de grossesse fait de la tension et a son problème au sein. Elle cherche à ce que je vienne avec elle, car elle a l'impression qu'ils vont provoquer l'accouchement. L'examen est dans 3 jours et pour ma part je pense qu'elle se trompe, je préfère donc rester à la maison pour réviser. Mes parents sont partis faire les courses quand le téléphone sonne pour m'annoncer que l'accouchement est en train d'être provoqué et que le bébé va bientôt arriver. Je suis dans l'impossibilité de me rendre immédiatement à l'hôpital ; dès que mes parents arrivent, ils m'emmènent tout de suite mais quand j'arrive sur place l'enfant est déjà là, c'est un garçon.

Comme sa grande sœur, il est arrivé avant terme et pèse moins de 2 kilos lui aussi. C'est un joli petit enfant mais vraiment tout petit, petit. Carl Albain ; pourquoi Carl Albain, tout simplement parce qu'il est arrivé plus tôt que prévu et que sa maman et moi n'étions pas encore tombé d'accord sur son prénom. Un prénom composé avec celui que désirait Marielle et celui que moi je voulais avait été un excellent compromis. Comme sa sœur il n'est pas rentré directement à la maison il est passé lui aussi par la case prématuré pendant plus d'un mois et ce fut encore très dur pour nous de ne pas l'avoir tout de suite à nos côté. Sylvie était ravie d'avoir un petit frère mais elle non plus ne put en profiter tout de suite.

Evidemment, comme Sylvie, dès que ce fut possible nous le fîmes examiner pour savoir s'il n'y avait pas de problèmes visuels et le résultat fut encore une fois merveilleux ; le grand professeur s'était à nouveau trompé. Je me permets une nouvelle fois de le féliciter.

Quand il rentra à la maison, Carl Albain eut une période assez difficile, il pleurait beaucoup pendant de longs moments sans que l'on sache pourquoi et cela dura environ un mois. Ensuite ce fut un bébé très calme ; très, très calme même pendant plusieurs années. Il n'avait rien de pathologique mais il donnait l'impression de ne pas vouloir se fatiguer d'ailleurs il marcha très, très tard. Puis au fur et à mesure il se mit à bouger beaucoup plus. Comme quoi un frère et une sœur ne se ressemblent pas forcément. Plus tard Il eut lui aussi son chien qui jouait au foot avec lui mais nous verrons cela plus loin.

Une chose est certaine, c'est que Carl Albain est arrivé à un moment crucial car il a fait parler de lui à l'école de kiné où tout le monde trouvait cette arrivée fantastique presque le jour du diplôme d'état. Je pense qu'il avait peut-être voulu être là pour voir son papa triompher. Je crois que je suis en train de manquer un peu de modestie mais il n'y a pas de mal à se faire du bien. Comme avec Sylvie je fus aussi un peu papa poule avec Carl Albain.

CHAPITRE 19

ANGOIASSES ET SURSAUTS

Revenons maintenant à Marielle, Elle était enceinte et s'était découvert une grosseur au niveau d'un sein. Grosseur qui s'était avérée être un cancer après examen. Cette tumeur maligne n'avait pratiquement pas augmenté de volume pendant sa grossesse et donc comme on lui avait conseillé rien n'avait été fait avant l'accouchement.

Dès que l'accouchement eut lieu, sans doute par un phénomène hormonale, la tumeur se mis à grossir d'une manière époustouflante et elle due être opérée très rapidement. Il s'agissait d'un cancer à un stade très avancé avec ablation total du sein, suivi de chimiothérapie et de radiothérapie. Les conséquences que Marielle encourait je les connaissais. Par contre, ce que je ne savais pas, c'était si notre fils qu'elle avait porté avec cette tumeur risquait quelque chose. Je m'en étais vite informé auprès du chirurgien qui m'avait rassuré sur ce point en me disant ceci : « On peut bouffer autant de cellules cancéreuse que l'on veut, ce n'est pas pour cela que l'on va avoir un cancer. » J'étais rassuré sur ce point.

Faisons le point une nouvelle fois : Nous avons 2 enfants, Sylvie qui a six ans et demi et Carl Albain qui vient de naître, Marielle a une atteinte extrêmement grave quant à moi, certes j'ai du travail mais il est très loin d'où nous habitons et je ne sais pas encore comment cela va se passer. Une multitude de questions envahissaient alors ma tête : et si, et si, et si ; très vite une réponse générale à toutes ces questions surgit en moi : Ce n'est pas le moment de baisser les bras, bien au contraire ; il faut foncer, ne rien lâcher et croire en la guérison de mon épouse. De son côté, Marielle s'était construit elle aussi sa rébellion face à la maladie : Je veux voir grandir mes enfants.

Je connaissais bien Marielle comme une femme forte avec du caractère et de la vigueur mais dans cette épreuve, elle a été encore bien plus forte à tous les niveaux que ce que je pensais auparavant.

Avant qu'elle ne soit opérée, nous étions allés passer ma visite d'embauche et prendre contact avec mes futures collègues et visiter les lieux. Lors de ma visite d'embauche dans le service de radiologie, Marielle rencontra une femme qui voulait une mutation dans l'hôpital où était mon épouse et mon épouse cherchait une mutation inverse. Quelle aubaine pour elles deux, ce n'était plus qu'une question administrative et de temps. Nous partîmes vers l'hôpital annexe où tout se passa très bien. Ma date d'embauche fut fixée au 15 juillet 1985. Le soir, nous étions invités à diner et à coucher par un ancien élève de l'école qui était kiné dans cet hôpital ; la solidarité marchait à plein régime et c'était super bien.

Il nous fallait aussi trouver un logement ce qui fut fait assez rapidement. Nous avions trouvés une maison au centre de cette petite ville.

En fait s'il n'y avait pas eu les problèmes de santé très sérieux de Marielle les choses auraient été parfaites mais ses problèmes étaient la et il fallait y faire face.

CHAPITRE 20

MES DEBUTS DE MASSEUR KINE

Le 15 juillet au matin se sont mes parents qui m'emmenèrent jusqu'à l'hôpital où j'avais été embauché et je fis ma première journée de travail de kiné qui se passa très bien. On m'avait accordé une chambre dans cet hôpital pendant 15 jours, jusqu'à notre déménagement. Pendant ces 15 jours, le soir après le travail j'allais dans notre future maison pour y faire quelques travaux avant d'emménager. Cette maison était située en plein centre de cette charmante petite ville très animée où il y avait un centre touristique assez connu. Cette maison était située non loin de ce centre touristique et possédait un grand sous-sol, deux étages avec 5 pièces plus cuisine, salle de bain, WC et un troisième étage en grenier. Elle avait un balcon mais aucun jardin ni cour extérieur. Quinze jours après mes débuts, le déménagement eut lieu et toute la famille y compris Oyou se retrouva installée dans cette maison.

C'est dans cet endroit que j'ai fait connaissance avec la fonction publique mais ce n'est pas dans ce petit hôpital annexe que je m'appuierai pour en parler, quoique je me suis vite rendu compte que ce n'était pas comme dans le privé mais c'est dans un hôpital beaucoup plus grand que j'ai vraiment été surpris par la différence. Par contre ce qui m'avait vraiment surpris, c'était la curiosité et l'indiscrétion d'une majorité de personnes travaillant dans cet établissement. Tous les faits et gestes de chacun étaient vus et souvent interprêtés. Il était impossible d'arriver cinq minutes en avance ou en retard sans que quelqu'un vous le fasse remarquer, aller déjeuner avec quatre ou cinq minutes de différence à l'habitude, aller s'occuper d'un patient avec une petite différence d'horaire, venir travailler en vélo alors qu'à l'habitude vous veniez en voiture avec un collègue etc, etc. Il y avait toujours quelqu'un derrière une fenêtre ou une porte ou je ne sais où pour scruter ce qui se passait et je trouvais cela assez désagréable. Parait-il que c'est souvent comme cela dans les petites structures. Mis à part cela, je m'y plaisais bien, mes collègues et mes supérieurs étaient sympas, je m'entendais bien avec eux comme d'ailleurs avec l'ensemble du personnel.

Marielle avait son lourd traitement qui ne la perturbait pas outre mesure, Sylvie allait à l'école et apprenait le piano avec beaucoup de virtuosité. Carl Albain était encore petit mais comme tous les enfants grandissait à son rythme, il ne bougeait toujours pas beaucoup à cette époque. Quant à moi, même si la maison était bien, je ne m'y plaisais pas énormément car en dehors du balcon, je ne pouvais pas sortir à l'extérieur autrement que dans la rue. J'étais né à la campagne et pas d'espace comme un petit jardin me manquait. Pour Marielle c'était différent, elle était plus une fille de la ville et se trouvait très bien dans cet endroit. Je bricolais toujours un peu, je me souviens avoir construit un bateau en bois dans le grand sous-sol pour Carl Albain ; ce bateau était assez grand et il pouvait s'asseoir à l'intérieur et simuler de le conduire.

Depuis le début de mes études de kiné, nous partions en vacances avec une petite tente de camping mais à partir de ce moment, nous nous sommes émancipés : Nous avions pu acheter d'occasion une caravane pliante en toile, c'était un énorme progrès….. Ne riez pas car effectivement les vacances étaient vraiment plus agréables de cette manière.

C'est aussi à ce moment-là et à cet endroit que je me suis mis à faire beaucoup plus de vélo. Je partais seul trois ou quatre fois par semaine le soir et le week-end entre deux et cinq heures faire entre 50 et 150 kilomètres par tous les temps. Qu'il pleuve, qu'il vente, qu'il fasse une chaleur torride ou un froid de canard, si c'était le jour d'y aller, j'y allais. Marielle rouspétait après moi en me disant que j'étais un peu fou, un peu fada etc. Elle n'avait pas tout à fait tort car je partais quelques fois le soir sous une température de 30 ou 35° à l'ombre par exemple mais quand il s'agissait de vélo rien ni personne ne pouvait changer ce que j'avais décidé.

Quand Marielle eut terminé son traitement et qu'elle fut en mesure de retravailler, je m'étais permis de contacter la Direction du personnel de l'hôpital dont je dépendais par courrier expliquant point par point la situation et en demandant s'il était possible que mon épouse soit prise par mutation dans cet hôpital. Il y eut plusieurs échanges entre cette direction et moi et il s'était avéré que la réponse même si elle ne disait pas non franchement représentait une négativité totale. On proposait que Marielle démissionne de son poste dans un premier temps et qu'après ils verraient si oui ou non ils seraient susceptible de la prendre. Ce qui voulait dire que s'ils ne la prenaient pas elle perdait tout ; son emploi et son ancienneté.

Voyant les choses évoluer de cette façon, nous eûmes l'idée d'appeler quelqu'un que je connaissais bien dans l'hôpital de la ville où j'avais fait mes études de kiné et qui allait peut-être pouvoir nous aider. Puisque mon épouse rencontrait d'énormes difficultés pour venir là où j'étais, peut-être que moi j'allais avoir plus de réussite en faisant une demande dans l'autre sens.

J'appelai donc cette personne au téléphone qui se rappelait parfaitement de moi. Je lui expliquai avec précisions notre situation et lui demandai s'il y avait une possibilité de poste pour moi dans cet hôpital. Il me répondit qu'il allait voir et qu'il me rappellerait. Environ quinze jours plus tard, il me rappelait en me demandant si je voulais toujours venir ; ma réponse fût bien sur un grand oui. Il me proposa alors un poste qui s'était libéré dans un hôpital annexe qui était spécialisé dans la gériatrie en me précisant que si je le désirais, je pourrais changer de service dès que l'occasion se présenterait.

Après avoir exécuté toutes les démarches administratives, j'étais embauché pour commencer en septembre 1987.

Certains vont peut-être penser que j'avais eu un passe-droit ; à ceux-là s'il y en a je réponds : « Le poste n'avait pas été créé pour moi, il était existant et vacant ; rien ne dit qu'il n'y avait pas d'autres postulants ; enfin, si j'avais agi ainsi c'était parce qu'une certaine direction ne souhaitait pas embaucher Marielle à cause de son problème de santé qui en fait était guéri ».

Deux ans dans cette charmante petite ville et maintenant de retour là où j'avais fait mes études, il nous fallait donc trouver de quoi se loger. Nous sommes partis un matin assez tôt et pendant une grande partie de la journée, nous avons cherché en faisant des agences, des visites et rien ne nous convenait vraiment. C'était trop petit, trop cher, moche, sale, mauvais quartier etc. Nous étions en milieu d'après-midi nous en avions marre, plein le dos et nous étions en train de prendre le chemin du retour. Soudain, Marielle aperçut une enseigne d'agence immobilière ; « on essaye un dernier coup ? me dit-elle ; -O K répondis-je », il y avait justement une place pour se garer juste là.

Une fois dans l'agence nous fîmes reçus par un monsieur très aimable qui commença par nous écouter. Notre situation n'était pas reluisante, certes nous avions du travail tous les deux dans la fonction publique mais j'avais toujours une saisie arrêt sur salaire pour rembourser l'état, ainsi que mon lourd handicap visuel. Quant à Marielle, elle avait ses antécédents de néo mammaire de stade très avancé. Cette agence vendait des maisons clef en main et avait différents programmes à proposer. Le monsieur qui nous avait écouté avec la plus grande attention nous déclara : « Je pense qu'il est possible de faire quelque chose ensemble » et il commença à nous donner des chiffres qui paraissaient acceptables pour notre situation. Vous imaginez notre joie d'entendre toutes ces choses invraisemblables il y avait une heure de cela ; nous allions peut-être devenir propriétaire de notre maison. Ensuite, il nous proposa d'aller visiter trois de ces maisons situées dans trois endroits différents. Les trois maisons visitées nous plaisaient bien et il nous était très difficile de décider laquelle prendre aussi vite. De retour à l'agence, il fit un calcul exact sur un projet moyen de ces maisons et ça collait. La seule chose qui manquait pour réaliser ce projet, c'était un prêt complémentaire de notre banque mais là encore ce monsieur nous avait laissé entendre qu'il n'y aurait sans doute pas de problème et qu'il allait lui-même s'en occuper. Nous partîmes avec toutes les coordonnées nécessaires en espérant bien pouvoir donner une suite favorable à tout ce qui venait de se passer.

Dans les jours qui suivirent cet événement nous prîmes la décision après de mures réflexions d'opter pour une maison qui se trouvait dans une petite ville dynamique située à environ dix kilomètres de l'hôpital. Il y avait à proximité écoles, commerces et services de bus, nous étions en même temps à la ville et à la campagne. La maison se trouvait sur un terrain de 600 mètres carrés elle possédait au rez de chaussé une grande entrée, cuisine, séjour salon, petite pièce pouvant servir de bureau, W C et garage, à l'étage, 3 chambres, salle de bains, W C. Au total près de 100 mètres carrés habitables. Notre banque nous accorda le prêt complémentaire demandé et tout cela était très bien . Par contre, au niveau de l'assurance décès invalidité, nous avions pu l'obtenir mais à un prix exorbitant car les dossiers de Marielle stipulaient : pronostique : 5 ans de vie. A ce sujet permettez-moi de me révolter un peu. Certes il y a une part de vérité compte tenu des statistiques moyennes mais ce n'est pas la vérité absolue. Mon épouse en est la preuve formelle puisque cela fait maintenant plus de 33 ans qu'elle avait eu cette maladie. Ce genre d'appréciation sape le moral de la personne concernée et fait monter vertigineusement les primes d'assurances.

Avec tous les éléments en notre possession nous reprîmes rendez- vous avec l'agence. Marielle y retourna seule car nous ne pensions pas que la signature réelle de vente allait se faire aussi vite.

Nous nous étions trompés car la vente eut bien lieu ce jour-là. C'est donc avec Marielle à l'agence et moi à l'hôpital avec le téléphone à la main que la vente eut lieu.

Nous sommes donc arrivés dans notre nouvelle demeure début septembre 1987 et là j'ai pu totalement exprimer mes talents de bricoleur et même beaucoup plus car j'ai entrepris et mené à bien des travaux très importants.

C'était une maison neuve, les tapisseries étaient de bons goûts car nous avions choisi le pavillon témoin. Par contre le jardin était en friche, il n'y avait pas de clôture, sauf en façade, et il y avait un tas d'aménagements à faire à l'intérieur.

CHAPITRE 21

BRICOLAGE ET GROS TRAVAUX

Nous avions donc emménagés dans cette maison début septembre 1987, j'avais 45 ans et Marielle 40 ans ; nos 2 enfants avaient respectivement 9 ans pour Sylvie et un peu plus de 2 ans pour Carl Albain. Nous en étions à la sixième maison et au cinquième déménagement depuis notre mariage en 1977 c'est-à-dire en dix ans. Est-ce qu'enfin nous allions nous fixer définitivement ? Nous sommes en 2019 et nous habitons toujours dans la même maison. Certes cette maison et son jardin ont subit beaucoup de transformations mais c'est néanmoins la même habitation de base.

Nous étions donc en train de devenir propriétaire et cela nous donnait des ailes pour faire un tas de choses à l'intérieur comme à l'extérieur de cette habitation. Cette fois ci, j'ai pu mettre à fond en application mes désirs de bricolage mais je dois même dire beaucoup plus que le bricolage, car j'ai entrepris et mené à bien de très gros travaux en tous genres. Je vous présente une liste des principales choses que j'ai effectuées non pas pour me mettre en valeur mais simplement pour que tout le monde comprenne bien que même avec un handicap visuel évalué à 95% d'invalidité, énormément de choses sont possibles et qu'il ne faut surtout pas dire que l'on ne peut rien faire. J'entends quelques fois des gens qui apparemment n'ont pas de handicap particulier dire en parlant de leur métier : je ne sais faire que cela. Non, non, non et non, nous avons tous plein de possibilités et d'énormes potentiels ; je ne blâme pas ces personnes-là car en fait, elles doivent être très malheureuses mais je leurs dis : ne vous lamentez pas, essayez, réessayez, foncez, cherchez en vous-même toutes vos possibilités car je suis persuadé que vous en avez plein. Et maintenant, voici ma liste qui n'est pas exhaustive bien-sûr.

Commençons par l'extérieur ; au niveau du jardin comme je vous l'ai déjà dit, rien n'était fait, c'était un terrain en friche. Installation de clôtures, terrassement et création d'une terrasse en pavés autobloquants à l'avant et à l'arrière de la maison. Fabrication de murets et de grandes jardinières en briques, création d'allées gravillonnées et cimentées. La préparation du terrain et le semi du gazon n'avait pas été fait par moi mais par une tierce personne, par contre je me suis toujours occupé de la tonte. Sous la conduite, le travail et les conseils de mon père dont c'était le métier : plantation d'une haie de thuyas, plantations d'arbres et arbustes, création d'un jardin paysager. Mon père s'est occupé de la taille de tous ces arbres au début puis j'ai ensuite, pendant de nombreuses années, pris la suite et maintenant je fais faire le plus gros surtout la haie qui fait deux mètres de haut et une assez grande largeur. Création d'un jardin potager ou j'ai fait pousser pendant de nombreuses années haricots verts, tomates, pommes de terre, radis, fines herbes, fraisiers, framboisiers etc ; je n'ai jamais pu faire pousser une salade en cet endroit ou dans un autre, pourquoi? Je ne sais pas. Installation d'un abri de jardin de 15 mètres carrés, installation d'un arrosage automatique. Plantation et entretien de fleurs diverses et multiples. A l'intérieur : Installation d'un plancher dans les combles avec escalier escamotable pour y accéder. Construction d'un vrai grenier dans le garage dont la configuration s'y prêtait, bétonnage avec chape du garage et d'un autre bâtiment rajouté. Construction d'une cloison de séparation entre garage et arrière cuisine. Pose de lambris, de portes coulissantes et pliantes pour séparation et placards, Pose d'une porte de garage. Beaucoup d'électricité avec aménagement complet d'une nouvelle pièce créée ; installation de nouvelles lignes, prises de courant, interrupteurs, va et vient, pose de plafonniers, lustres, appliques etc. Réfections des tapisseries, moquettes. Installation complète d'une cuisine aménagée y compris tous les branchements électriques avec l'aide de ma fille qui est très manuelle. (Un copain menuisier m'avait juste aidé pour le plan de travail qui était assez complexe, et un autre pour faire la plomberie car c'est une des choses que je ne peux pas faire du tout ; car regarder avec ses doigts en faisant de la soudure, (attention danger). Installation de meubles de salle de bain, fabrication d'étagères diverses en formes et en grandeurs, pose d'objets divers et multiples etc. Inutile de vous dire que ma perceuse jaune, premier cadeau de Marielle ne suffisait plus et que j'avais investi dans un outillage beaucoup plus important. Tiens au fait, vous n'avez pas l'impression qu'un autre de mes rêves se réalisait.

CHAPITRE 22

MES IMPOSSIBILITES

Je reviens maintenant sur certaines choses que je ne peux pas faire bien que j'ai essayé mais sans succès ; en tout cas pour l'instant, des choses dont je n'ai pas encore trouvé d'adaptations. Je ne reviens pas sur la conduite d'une voiture, c'est déjà fait. Tout à l'heure je vous ai parlé de la plomberie, ce n'est pas la plomberie en générale que je ne peux pas faire mais les soudures car je ne peux pas y mettre les doigts donc je ne vois pas ce que je fais. J'ai tenté l'expérience mais le résultat ressemblait à une passoire ou un panier percé. Une autre chose où j'ai beaucoup de mal, c'est la peinture surtout s'il s'agit de peinture claire. Donc, quand je faisais les tapisseries et qu'il y avait de la peinture à faire par exemple plafonds et portes, c'était Marielle qui le faisait et elle le faisait très bien. S'il s'agit de peinture plus sombre, comme par exemple de la lasure assez foncée j'y arrive assez bien, mais sinon il y a 3 ou 4 couches à des endroits et rien à d'autres. De plus, il faut aussi savoir que j'ai quelques problèmes avec les couleurs ; j'ai du mal par exemple à faire la distinction entre le vert et le bleu, entre le rose et le jaune, entre un noir et un marron foncé. Si j'ai les deux couleurs l'une à côté de l'autre j'arrive le plus souvent à faire la différence mais si je les vois seule c'est extrêmement difficile.

Ceci m'amène à vous parler de quelque chose qui me tient à cœur et dont je veux absolument que vous sachiez : Mon problème visuel n'est pratiquement pas apparent, en tous cas, pas en rapport avec la réalité de mon handicap et je fais bien tout pour que ce soit comme cela. Il n'empêche que ce handicap de 95 % d'invalidité dû à 1/10 de vision faible après correction est là et qu'il ne me permet pas de vous voir comme je le voudrais. Quand je croise une personne dans la rue même à pied, je vois cette personne, je ne bute pas dedans mais je ne vois pas suffisamment son visage pour la reconnaître et je ne vois pas non plus si elle me fait un petit signe de la tête pour me dire bonjour. Il va de soi que plus la personne est éloignée de moi, plus la difficulté est grande pour moi. Si quelqu'un en voiture me fait un signe en guise de bonjour, qu'il n'attende surtout pas que je lui réponde ; je vois la voiture mais je ne vois pas ce qu'il y a dedans. Pour toutes ces raisons, je dis aux personnes qui me connaissent, quand cela est possible, n'hésitez pas à me dire bonjour verbalement car je reconnais beaucoup à la voix et qu'ils n'hésitent surtout pas à me taper sur l'épaule en s'approchant de moi. Cette non reconnaissance des autres me gêne beaucoup et ne me place pas vis-à-vis d'eux comme je voudrais l'être ; il arrive que quelques personnes (qui ne sont pas majoritaires) me disent que je suis bien fier, que je ne réponds pas à leur bonjour, que j'ai fait semblant de ne pas les voir etc, et ceux qui me disent cela, ce sont ceux qui me connaissent bien car les autres ne me disent sans doute rien. Mon tempérament n'est pas du tout celui-ci, bien au contraire, j'aime les gens, j'aime le monde, j'aime les contacts humains, j'adore échanger des idées et loin de moi le fait de ne pas vouloir dire bonjour. Pour moi cet état de fait est extrêmement difficile à assumer et très blessant.

Il y a bien d'autres choses que je ne vois pas ou que je vois mal ; les oiseaux, les fruits dans les arbres, les champignons dans les bois, les avions dans le ciel, les étiquettes et les prix des produits qui sont souvent pas du tout à portée de mes yeux, la nourriture claire dans une assiette claire, des écritures claires sur fonds sans contraste, les enseignes lumineuses. Quand il faut payer avec la carte bleue ou prendre de l'argent au distributeur si je ne connais pas l'appareil. Trouver quelque chose qui n'est pas à sa place habituelle est très difficile et il m'arrive de rouspéter pour cela à la maison. Par contre dans mon bureau c'est un peu le foutoir mais je sais où tout se trouve. Les inégalités de terrain, cailloux, racines ne sont pas forcément mes meilleurs copains, ce qui ne m'empêche pas de faire actuellement de la randonnée et de la marche nordique mais avec quelqu'un devant moi de préférence. Je dois dire que ma proprioception (sensibilité profonde) est très bien développée ce qui évite des chutes. Pendant ces types d'activités, je ne parle en principe pas beaucoup car toute mon attention se porte sur le terrain. J'arrête ici d'énumérer tout ce qui me cause problème car je pourrais en mettre beaucoup d'autres. Sachez que malgré tout cela je me débrouille bien et puis quand c'est nécessaire tout mon entourage, famille, amis et autres sont là pour m'aider et je les remercie de tout cœur.

J'ajoute néanmoins ceci : Souvent quand quelqu'un qui n'est pas de mon proche entourage me demande si j'ai vu ceci ou cela et que ma réponse ne porte pas à conséquence, même si je ne l'ai pas vu ou vu très mal je réponds oui afin de ne pas rentrer dans de longues explications et aussi pour paraître le plus possible comme tout le monde.

CHAPITRE 23

TRAVAIL ET FORMATIONS

Septembre 1987, je commence donc à travailler dans une annexe de l'hôpital principal où je pratique ma profession de kiné au niveau gériatrique. Le travail était intéressant contrairement à ce que certains pourraient dire, car il y avait par exemple une unité de moyen séjour et nous avions d'excellents résultats avec des personnes âgées qui sortaient en bonne forme. Il y avait aussi des unités long séjour et quand on aime les êtres humains je trouve qu'il n'est pas désagréable du tout de s'occuper de nos ainés même si dans certaines circonstances c'est très difficile.

Au bout de quelques temps, on me proposa un poste en neurologie cette fois dans la grande structure de l'hôpital. J'avais accepté cette proposition car c'était un domaine qui me plaisait beaucoup. Le travail y était intéressant mais il y avait quand même quelque chose de frustrant ; les patients qui étaient admis dans ce service étaient plus ou moins atteint et nous les prenions en charge dès que cela était possible. Pour certaines pathologies lorsqu'ils allaient mieux ils étaient transférés en rééducation fonctionnelle et nous n'avions plus de nouvelles ; c'était dommage. Je suis resté dans ce service plusieurs années et c'est ici que j'ai vraiment découvert ce qu'était vraiment la fonction publique ou assimilée.

Cet hôpital comptait à l'époque environ 4.400 employés avec les annexes et j'ai été surpris de la lourdeur de son fonctionnement. Un exemple : Nous avions une salle de kinésithérapie et il arrivait qu'il faille faire quelques travaux de réparations. Pour une vis ou une pointe à remettre, nous n'avions en théorie pas le droit de le faire car nous n'aurions pas été assurés en cas d'accident. Il fallait prévenir la ou le responsable du service qui devait faire une demande aux services techniques concernés qui lui venait voir pour évaluer les travaux et enfin un professionnel venait reviser la vis ou enfoncer la pointe. Il s'écoulait entre la première demande et le travail souvent un certain nombre de jours pour ne pas dire de semaines et tout était ainsi. Ce n'est pas une accusation, c'est un constat et si pour certaines choses ce type de fonctionnement était normal, pour d'autres je trouve que cela était mal adapté. Parait-il que maintenant les choses ont évolué et ne se passent plus de cette façon.

J'ai découvert des employés très courageux et très professionnels, hélas j'ai découvert aussi ce que j'appelle des branleurs professionnels qui parlaient très bien à leurs supérieurs et qui de cette manière étaient extrêmement bien vus mais qui se planquaient en permanence pour en faire le moins possible au détriment de ceux qui étaient sérieux. Comme l'avancement se faisait surtout par ancienneté et un peu avec les appréciations des supérieurs ils étaient gagnants sur toute la ligne…… Quelle mentalité ! Il est vrai que ce type de personnage existe partout mais j'avais vraiment l'impression que là ils pouvaient s'épanouir à merveille.

J'ai découvert la lourdeur administrative mais aussi la lourdeur hiérarchique. J'ai découvert aussi les bêtes à formations qui en faisaient un nombre incalculable. Si encore ces personnes s'étaient toujours formées pour améliorer leurs compétences professionnelles, mais non, beaucoup de ces formations n'avaient rien à voir avec leur métiers. Inutile de vous dire que toutes ces formations étaient sur le temps de travail donc rémunérées et payées par l'hôpital.

En ce qui concerne des formations, j'en ai fait

moi aussi un certain nombre mais sur 15 années d'activités et toutes en rapport avec mon métier. Une de ces formations dont je reparlerai plus tard était la sophrologie et cette dernière m'a beaucoup rendu service par la suite. Une autre formation m'a apporté beaucoup : Il y eut une offre faite par l'hôpital à l'ensemble du personnel soignant afin de devenir formateur en manutention des malades et des handicapés. A la première réunion il devait y avoir une quarantaine de personnes puis à la deuxième beaucoup moins et au total je crois que nous l'avons faite à 6. Sur 4.400 employés je ne sais pas combien il y avait de personnel soignant mais le chiffre de postulants était minime. Il avait pourtant été dit que nous animerions des formations pour le personnel de l'hôpital et autres sur notre temps de travail et que nous serions payés en plus. Malgré cela, il y eut peu d'amateur, on se demande bien quelques fois ce qu'il faut faire pour motiver les gens.

Après avoir eu mon diplôme de formateur en manutention des malades et des handicapés j'ai animé des formations pour le personnel de l'hôpital, pour les élèves infirmières, pour les élèves aides-soignants, pour les élèves ambulanciers et toutes ces formations se faisaient sur mon temps de travail et en plus bien rémunérées. Je prenais beaucoup de plaisir à faire ces formations même si quelques fois, cela n'était pas toujours facile notamment pour certains personnels hospitaliers un peu anciens qui pensaient qu'ils avaient toujours travaillé d'une certaine manière et que ce n'était pas en faisant cette formation que les choses allaient changér. Pourtant, c'est bien en faisant du préventif que l'on évite des accidents et des maladies et cette formation était bien préventive.

Durant cette période j'avais aussi pensé donner des cours au sein de l'école de kiné d'où j'étais sorti puisque des médecins et des kinés le faisaient en tant que vacataire. Donc un jour, j'ai pris ma plus belle plume et j'ai proposé mes services au directeur de l'école de kinés qui était toujours le même que lorsque j'étais élève. Sa réponse fut favorable et après un accord commun sur la matière à enseigner, je suis devenu enseignant vacataire dans l'école où j'avais fait mes études. Ce fut l'une des plus grandes satisfactions de ma vie et je remercie vivement le directeur de l'école qui m'a fait confiance mais sans vouloir me surestimer, je crois qu'il savait reconnaitre les bons éléments et tout était bien ainsi. De plus j'étais à l'époque dans un club de vélo et j'encadrais des élèves kinés sur quelques cyclo sportives de la région. Comme il était loin le temps où je me cherchais, la vie était maintenant belle et pleine d'activités plus enrichissantes les unes que les autres.

Il faut bien comprendre que tout cela n'était pas arrivé en restant les mains dans les poches, bien au contraire et si je donne l'impression dans cette période de ma vie d'être normal, comme les autres, n'oubliez surtout pas que mon handicap visuel est toujours là et bien là.

Je reviens un instant sur une formation que j'avais faite au sein de l'hôpital et qui traitait de la sophrologie. Cette formation m'a beaucoup servi pour éliminer ou tout au moins pour limiter le stress devant les personnes que je devais former ainsi que les élèves à qui j'enseignais.

CHAPITRE 24

LE VELO ET MOI

Je faisais pas mal de vélo toujours seul et cela me plaisait toujours autant. J'étais abonné à une revue cycliste et en 1991, cette revue organisa un concours avec comme premier prix 8 jours à deux personnes sur le tour de France de l'année suivante, comme deuxième prix un cadre sur mesure de grande qualité et ainsi de suite. Mon objectif était de gagner le premier prix et d'emmener mon père avec moi sur le tour. Ce n'était pas un concours comme certains de maintenant, où l'on vous donne deux possibilités avec une bonne et une mauvaise réponse et où vous avez le droit de jouer autant de fois que vous le voulez. Non, c'était un vrai concours basé sur des connaissances en cyclisme. Question principale : Qui gagnera Paris-Roubaix en 1992 ; question subsidiaire : En combien de temps. A l'époque je n'avais pas d'ordinateur avec différents sites pour m'aider et prendre des informations. J'avais ma tête mes raisonnements et mes bouquins de vélo que je gardais précieusement. Voici comment j'ai raisonné : On me demande le nom d'un vainqueur ; Sans être chauvin prenons un français. Un français, oui mais lequel ? Il y avait un coureur qui tournait autour depuis un bon bout de temps et qui commençait à ne plus être très jeune sans être trop vieux non plus, en fait le bon moment s'il voulait gagner cette course. Il s'agissait de Gilbert Duclos-lassalle ; c'est donc lui que j'ai mi comme vainqueur. Il me fallait maintenant trouver le temps qu'il mettrait ou tout au moins qui s'en rapproche le plus et là c'était très compliqué. Pourquoi très compliqué ? Parce que le kilométrage n'est pas toujours identique, il y a des secteurs pavés qui ne sont pas toujours les mêmes, le vent, la pluie, la boue sur la route ou la poussière jouent beaucoup sur la vitesse et donc sur le temps des coureurs. Vous vous souvenez que j'adorais et que j'étais très bon avec les chiffres, c'était-donc le moment de faire valoir mes compétences. Avec toutes les données que j'ai pu récupérer sur mes bouquins de vélo je me suis livré à de savants calculs et j'ai donné un chiffre puis j'ai envoyé le tout et attendu patiemment le jour de la course.

Le jour de la course Paris-Roubaix, j'étais devant la télé ou plutôt dans la télé avec les coureurs (malvoyant oblige) et je n'en perdais pas une bouchée, au fur et à mesure les choses se décantaient et mon coureur devenait de plus en plus possible gagnant. Enfin Roubaix et Gilbert Duclos-Lassalle vainqueur avec un temps qui n'était pas loin de celui que j'avais donné mais y avait-il des personnes qui avaient fait mieux que moi ? Je n'en savais rien. C'est en lisant la revue cycliste du mois que j'ai connu les résultats, je n'avais pas réussi le premier prix, j'avais le deuxième. Ensuite j'ai reçu un courrier puis mon magnifique cadre sur mesure est arrivé. J'étais content et déçu à la fois mais bon ce n'était qu'un concours et je ne m'en tirais pas si mal que cela.

Un cadre de vélo, aussi beau et de bonne qualité soit-il ne reste qu'un cadre avec lequel on ne fait rien si ce n'est le regarder si on ne l'équipe pas. En 1992, je fêtais mes cinquante ans, l'équipement du vélo fut donc mon cadeau d'anniversaire.

Si je vous ai raconté cet épisode c'est qu'il est le début d'une chevauchée fantastique entre le cyclisme et moi-même.

Début 1993, j'ai un superbe vélo, j'ai 50 ans, j'ai une femme qui maintenant va bien, j'ai 2 enfants qui grandissent sans problème, un chien, je bricole et travaille beaucoup dans notre maison et notre jardin, j'ai un boulot qui me passionne avec en annexe des formations et cours divers que je donne avec plaisir ; tout va bien c'est merveilleux.

Je pédalais toujours seul jusqu'au mois de septembre 1993. Mon épouse me fit alors part d'une annonce qu'elle avait lue dans la presse locale et qui informait qu'un club cycliste faisait sa réunion d'entrée et que toutes personnes intéressées pouvaient venir pour avoir des renseignements et prendre éventuellement une licence. Ce club se trouvait dans une autre ville que la notre, à environ 6 kilomètres de la maison. Là où nous habitions il n'y avait pas de club cycliste à l'époque. Je me suis dit qu'il serait peut-être intéressant et moins dangereux de faire du vélo en groupe. Marielle m'accompagna à cette première réunion et je pense qu'elle expliqua peut-être mieux que moi je le fis ma situation visuelle au président du club. Pendant cette réunion, les explications furent nombreuses et variées. Il y avait des sorties club toutes les semaines, des organisations regroupant d'autres clubs, des participations à des brevets randonneurs sportifs (BRS) ou cyclosportives selon les appellations et une section course. Suite à cette réunion où je n'étais pas le seul à commencer, je pris une licence.

Le samedi suivant, je me suis rendu au rendez-vous du départ de la sortie du club. J'étais un peu anxieux, non pas par la distance à parcourir car il y avait environ 80 kilomètres ni par les difficultés du terrain, tout cela j'avais l'habitude de le faire mais de le faire seul. Mon appréhension était due au fait que je n'avais jamais roulé en peloton et que je ne connaissais pas encore tous les gars qui étaient là ; Et puis, comment roulaient-ils ?, à quelle vitesse ?, etc etc. J'avais eu bien sûr des informations au cours de la première réunion mais ce que l'on dit et ce que l'on fait n'est pas toujours identique. Nous sommes donc partis, je ne sais plus vraiment combien nous étions, je pense entre 20 ou 30 coureurs et jamais je n'avais roulé avec un groupe aussi important. Tout le monde était très sympa et nous avait accueillis moi et les autres nouveaux d'une manière extrêmement chaleureuse. Au fil des kilomètres je me rendais compte qu'il était facile pour moi de rouler en peloton et même bien plus facile que de rouler seul certes par le phénomène d'aspiration que tous les coureurs cyclistes connaissent mais surtout parce-que je n'avais pas besoin de scruter la route avec une perte d'énergie énorme due à ma très mauvaise vue comme je vous l'avais déjà dit. La vitesse me convenait, certains gars dont le président s'informaient de savoir mes impressions et si j'allais bien en fait, tout était parfait. A la fin de la sortie j'étais ravi et heureux et les choses allaient s'enchaîner très favorablement.

Les sorties avec le club, sorties organisées par d'autres clubs, sorties seules s'enchainaient et nous arrivions au printemps 1994. Dans le club avec les copains nous parlions de plus en plus des BRS (brevets randonneurs sportifs). Il y en avait un dans la région qui devait avoir lieu le 28 mai qui faisait 170 kilomètres avec de bonnes côtes. Puis un autre un peu plus loin de chez nous qui devait avoir lieu 8 jours plus tard, le 4 juin, et qui faisait 206 kilomètres mais sur un terrain moins vallonné. Je me suis inscrit aux deux avec bien-sûr des copains. Les entraînements devenaient beaucoup plus intensifs et nombreux, heureusement j'avais des RTT qui étaient les bienvenus. J'avais un neveu qui adorait et qui adore d'ailleurs toujours le vélo, ainsi qu'un cousin, tous les deux assez éloignés de ma région qui venaient de temps en temps pédaler avec moi tout comme moi j'allais faire la même chose chez eux. Mon neveu s'inscrivit lui aussi à la première épreuve.

Le 28 mai au matin, nous sommes partis tous les deux sur le lieu de départ du BRS. C'était une première pour moi, j'étais heureux, inquiet et excité. Nous étions 300 participants et le départ fut donné. Dès le départ, j'ai compris, bien que je le savais, qu'il y avait des niveaux différents et qu'il ne fallait surtout pas chercher à suivre les plus forts que moi, mais au contraire attendre que tout cela se décante et prendre comme on dit un wagon qui me convienne. Le parcours était très exigent avec de grosses côtes mais tout allait bien jusqu'au moment où malheureusement j'eus une crevaison. Le temps de réparer me laissa seul car le petit groupe avec lequel j'étais, avait disparu depuis un bon moment. Il restait 60 kilomètres avant d'atteindre la ligne d'arrivée, j'ai pris mon courage à deux mains ou plutôt à deux jambes en espérant peut-être trouver quelques compagnons de route mais il n'en fut rien. Juste avant la ligne d'arrivée, une mauvaise indication verbale ou mal comprise par moi me fit faire 4 kilomètres de plus. Je m'étais classé 258 ème sur 294 arrivants et 300 partants avec un brevet de bronze. Marielle, Sylvie, Carl albain, mes parents, ma nièce ainsi que mon neveu qui était arrivé depuis longtemps étaient là pour m'accueillir.

Le fléchage se faisait à l'époque avec de la peinture sur la route en très gros, ce qui me permettait de le voir relativement bien.

8 jours plus tard c'était la deuxième épreuve. Il y avait cette fois ci 1013 participants au départ. C'était un parcours beaucoup plus long puisqu'il faisait 206 kilomètres mais beaucoup plus facile au niveau du terrain. Durant tout le parcours il y eut de la pluie, du vent et du froid mais cette fois ci je n'avais pas eu de crevaison. Néanmoins, la distance

et les conditions climatiques avaient rendu cette épreuve très difficile. Je me suis classé 731 ème sur 830 arrivants, sachant que 183 concurrents avaient abandonné et j'avais là aussi obtenu le brevet de bronze.

Mon baptême avec les BRS était concluant et cela me remplissait de bonheur et de joie. Cette année-là, j'ai fait d'autres épreuves de moindre importance en tous cas pour moi, mais l'essentiel, c'était que je pouvais pratiquer mon sport préféré à un certain niveau malgré mon handicap.

Pendant environ 10 ans les épreuves cyclistes en tout genre se succédèrent : BRS, cyclosportives, sorties club, brevets audax, contre la montre etc. Dans les épreuves les plus connues, je vais citer par exemple l'étape du tour que j'ai effectué en 1996 qui reliait Le Puy en Velay à Super Besse et dont la distance était de 183 kilomètres avec des cols. Il y avait 5568 participants au départ et 4550 à l'arrivée. Je me suis classé 3324 ème au classement scratch et j'ai obtenu la médaille de bronze ; 1018 coureurs avaient abandonné. Je vais citer aussi une autre épreuve ou il y a encore beaucoup plus de monde : L'Ardéchoise, où la participation dépassait les 10.000 coureurs au départ à l'époque, maintenant c'est beaucoup plus. J'ai effectué cette épreuve deux fois, nous partions par vagues successives et choisissions notre parcours en cours de route. L'organisation de cette épreuve est à prendre en exemple car avec une telle quantité de participants, voir que tout marche parfaitement bien ; Chapeau. Aux deux participations, j'avais obtenu le brevet d'argent. En ce qui concernait l'étape du tour, le parcours était totalement privatisé quant à l'ardéchoise seulement une partie l'était. Pour les autres épreuves auxquelles j'avais participé il n'y avait aucune privatisation de routes, nous étions sécurisés par des signaleurs et une protection motorisée.

Durant ces 10 années, j'ai participé à de nombreux B R S qui portent souvent le nom d'un champion cycliste : La Raymond Poulidor, la Jacques Bossis, la Pierre Jodet, la Bernard Bourreau, la Limousine André Dufraisse, la Danguillaume etc. Pendant ces épreuves cyclistes nous étions accompgnés pour notre protection de motards et si j'adorais le bruit que fait un peloton de cycliste qui ressemble pour moi à un ronronnement, j'adorais je crois encore plus le bruit des motos qui tournaient au ralenti autour de nous. Ce n'était certainement pas bon au niveau pollution, je vous l'accorde mais j'aimais cette ambiance. Maintenant quand j'entends des motos poussées à fond passer dans ma rue, cela me met en colère mais c'est une autre histoire !

Sur ce type d'épreuve vous l'avez compris nous étions classés et obtenions des diplômes ou brevets d'or, d'argent ou de bronze. C'est l'argent que j'ai obtenu le plus souvent, le bronze et l'or étant à peu près à égalités. Mais si ces classements nous intéressaient, nous étions entre copains un peu comme des gamins, sans nous prendre au sérieux il y avait entre nous une course dans la course. J'étais ni très bon ni très mauvais, mais si j'arrivais à en décramponner certains en côte, malheureusement pour moi il y avait après une côte une descente et là, mes problèmes de vue m'empêchaient de garder l'avance que j'avais pu prendre et je me faisais rattraper et souvent dépasser, c'était rageant. Avec un poisson pilote devant moi, je pouvais descendre assez vite mais malgré tout, je ne pouvais pas toujours suivre. Ma vitesse maximum en descente au compteur fut de 73 kilomètres/heure. Quant à ma meilleure moyenne elle fut de 32 kilomètres/heure sur 190 kilomètres.

Nous nous tirions la bourre mais après l'arrivée, il y avait souvent une superbe troisième mi-temps, et pas avec des produits dopants, non, avec des produits solides et liquides de très bonne qualité et il régnait une super ambiance de bon copains et nos compagnes dans certains cas nous accompagnaient volontiers.

Avec ce club, nous avons également organisé des sorties d'environ une semaine. La première eut lieu en 1998, la ville de notre club était jumelée avec une ville espagnole dans la banlieue de Valence. L'un des adhérents eut l'idée un peu folle de relier les deux villes distantes de 1050 kilomètres à vélo pour l'occasion du cinquième anniversaire. Les festivités du jumelage devaient avoir lieu au mois de mars pour la fête des Fallas qui est en fait une énorme fiesta qui se fait à Valence et ses environs avec beaucoup de monde joyeux pour célébrer Saint Joseph, patron des charpentiers. A cette occasion il est dressé à chaque coin de rue des monuments et statues gigantesques en matériaux composites soutenus par des armatures en bois qui sont tous brulés à la fin des festivités le 19 mars sauf quelques-uns désignés et gardés pour le souvenir. Le tout accompagné de pétards en tous genres. Après les préparations nécessaires pour un tel périple, nous sommes partis le samedi 14 mars pour 5 étapes de 200 kilomètres environs chacune. Nous étions 15 cyclistes et 6 accompagnateurs, sachant que pour ma part, j'avais 2 casquettes : celle de cycliste et celle de kiné. Nous avons relié la ville espagnole sans problème particulier et avons pu assister aux grandes festivités qui sont vraiment à voir. Auparavant, j'avais appris à ceux qui le désiraient quelques rudiments en massage et certaines femmes accompagnatrices m'avaient bien aidé dans ce domaine. Il n'empêche que je n'avais pas pu faire la totalité du parcours en vélo mais on ne peut pas être partout.

La deuxième expérience de ce genre eut lieu en l'an 2000. Celle-ci s'est appelée : Randonnée pour la paix et elle se déroula du 8 au 14 avril 2000. Elle avait pour but de relier les villes françaises sièges d'événements historiques ou symboles caractéristiques des principaux acteurs de la construction européenne. Oradour sur Glane et Verdun pour l'entretien de la mémoire collective, afin d'éviter ces horreurs par les futures générations. Rethondes dans la forêt de Compiègne, lieu des signatures des armistices des deux dernières guerres. Houjarray et Scy Chazelles, lieux de vie et de travail de Jean Monnet et Robert Schumann, pères de l'Europe. Colombey-les-deux-Eglises et Jarnac pour les actions de rapprochements Franco-Allemand entre Charles De Gaulle et konrad Adenauer puis entre François Mitterrand et Helmut Kohl. Strasbourg, siège du Parlement Européen. Ce périple faisait environ 1300 kilomètres. Nous sommes donc partis le 8 avril pour pédaler pendant 7 jours. Le parcours fut un peu raccourci sur la fin en raison de conditions météo très défavorables sur pratiquement tout le trajet : Vent très fort et défavorable grosses averses de pluie, de grêle, de neige ; en fait tout pour plaire à un groupe de cyclistes. A Strasbourg, nous avons été reçus dans les salons d'honneur de la mairie et nous avons été accueillis au Parlement Européen où nous avons assisté à une conférence sur le fonctionnement des institutions européennes puis à une partie des débats de la session en cours. Enfin, nous avons eu avant de rentrer chez nous une période touristique.

Pour citer une troisième expérience de ce genre, je vais parler d'une randonnée où nous devions rejoindre dans les pyrénées des cyclistes espagnols du club de la ville jumelle. Nous étions donc partis pour une semaine et en plus des kilomètres nous avons escaladés des cols pyrénéens mythiques : Tourmalet, Aspin, Pont d'Espagne, Hautacam etc.

J'ai pratiqué le vélo de cette manière Jusqu'à 60 ans car après, contrairement à certaines personnes mon activité à cet âge s'est décuplée vous le verrez un peu plus loin.

Je profite de ce chapitre sur le cyclisme pour

parler d'un énorme problème qui entoure ce sport mais aussi bien d'autres. Je veux parler du dopage. J'entends souvent dans des conversations des personnes dire en parlant par exemple du tour de France : Ce n'est pas possible que ces coureurs tiennent 3 semaines avec de telles distances et autant de cols à monter sans être chargés (dopés). Je rappelle que ces coureurs sont professionnels c'est-à-dire qu'ils n'ont pas d'autres activités pros, qu'ils s'entrainent de manière très spécifique et qu'ils sont jeunes. Loin de moi l'idée de vouloir comparer ce que font ces coureurs et ce que nous faisions, toutefois laissez-moi tout de même vous expliquer ceci : Quand nous faisions par exemple nos périples de 1000 ou 1300 kilomètres répartis sur 5 ou 7 jours c'est-à-dire entre 180 et 220 kilomètres chaque journée, nous n'étions pas des professionnels nous avions tous nos activités pros, nos entraînements se faisaient sur notre temps libre considérés comme loisirs et nous n'étions pas tous très jeunes. En ce qui me concerne, j'ai fait cela quand j'avais entre 50 et 60 ans. Mis à part une alimentation saine et des boissons énergétiques nous ne prenions absolument pas de produits dopants, en tous cas en ce qui me concerne et également je pense en ce qui concerne aussi mes copains. Ma conclusion est donc celle-ci : Si nous petits amateurs pouvions faire cela sans dopage, je ne vois pas pourquoi les professionnels ne pourraient pas faire des courses comme le Tour de France au niveau endurance sans être dopé. Par contre, je suis plus réservé sur les vitesses qu'ils font et qui sont je trouve hallucinantes (je ne l'ai pas fait exprès). Ne nous cachons pas la face, je pense que le dopage existe encore dans le cyclisme comme dans d'autres sports et c'est regrettable. Voila, j'ai dit ce que j'en pensais mais je le sais, je n'ai pas la science infuse et je vous laisse libre d'en penser ce que vous voulez.

Durant mon activité cycliste, sur toutes les épreuves que j'ai faites, je n'ai abandonné que 2 fois. Une fois sur un BRS à cause d'une gastro et une seconde fois sur chute en disputant Bordeaux Paris. Cet abandon sur Bordeaux Paris m'avait beaucoup marqué moralement, car j'étais l'instigateur et le principal organisateur de cette épreuve au sein du club. Nous devions faire les 626 kilomètres en moins de 36 heures, un autre groupe avait choisi de le faire en 60 heures. 36 heures, cela faisait 2 journées et une nuit, nous avions donc prévu un arrêt diner, dodo et petit déjeuner à Noyer après 370 kilomètres pour le premier jour. Le lendemain, il nous restait seulement 256 kilomètres pour atteindre notre objectif. Nous avions prévu aussi 2 copieux ravitaillements pour les midis préparés par nos épouses, enfants, parents et amis qui en même temps venaient nous encourager. Le vendredi 22 juin 2002 nous sommes donc partis de Bordeaux avec beaucoup d'autres concurrents. Le départ fut pour moi beaucoup trop rapide car à mon sens la route était longue et il valait mieux se préserver un peu plus dès le départ mais il y avait dans notre groupe des gars qui voulaient rouler trop vite. Un peu avant Confolens, nous avions fait 170 kilomètres j'étais dans le rouge, tout mon groupe du club avait d'ailleurs disparu à l'avant quand je fus victime d'une chute. J'avais touché avec ma roue avant la roue arrière du cycliste qui était devant moi, heureusement lui n'était pas tombé. Après constatation des dégâts, je souffrais beaucoup de la cheville droite car une dent du pédalier était rentrée dans la chaire, rien de plus. Le vélo lui n'avait rien et je suis reparti. Certains pourraient penser que ce type d'accident était lié à mon problème visuel ; A ceux et celles qui pensent cela, je leurs dit ceci : Je faisais entre 5000 et 10000 kilomètres par an seul, en groupe, dans des BRS, dans des sorties vélos en tout genre et c'était la première fois que je touchais la roue d'un autre, alors, n'accusons pas. Non je pense que j'étais à la rupture, voilà tout, et que j'avais manqué de vigilance mais si mon déficit visuel y était pour quelque chose, il y a longtemps que cela serait arrivé. Un de mes meilleurs copains avait fait demi-tour et m'encourageait à continuer mais je souffrais beaucoup à chaque tour de pédale et la mort dans l'âme, je dus abandonner. J'ai continué cette épreuve dans une de nos voitures accompagnatrices et je ne fus pas le seul à abandonner dans notre groupe pour diverses raisons mais pour moi une des principales causes était la vitesse excessive. Ma cheville ne me faisait pas trop souffrir à l'arrêt et cela s'est passé en quelques jours. De plus, au départ de notre deuxième ravitaillement j'ai eu un doigt coincé par la porte coulissante du véhicule où j'étais monté ; aie,aie. Ce n'était vraiment pas mon week-end.

Je reviens un instant sur les chutes que j'ai faites en vélo. En dehors de ma chute très gave qui s'était produite dans ma jeunesse, je ne suis pas tombé plus que la moyenne des cyclistes et je n'ai eu dans ce domaine qu'une luxation acromio-claviculaire qui m'a occasionnée un petit arrêt.

La sophrologie m'a là aussi beaucoup aidé à vaincre le stress et l'appréhension de certaines sorties cyclistes. La veille je me faisais une séance de cette relaxation et le lendemain j'étais beaucoup plus détendu.

Mais au fait, est-ce que je ne viens pas de vous raconter une fois de plus l'un de mes rêves, en tous cas cela y ressemble étrangement, car même si ce n'était pas du professionnalisme, pour moi, c'était mon rêve qui se réalisait et c'était formidable.

CHAPITRE 25

ACTIVITE LIBERALE

Dans le courant de l'année 2002, j'approchais de mes 60 ans et j'avais déjà fait une prolongation de 5 ans à l'hôpital puisqu'à cette époque, les actifs prenaient leur retraite à 55 ans. Je n'avais plus droit à prolonger mon activité hospitalière que de 2 ans c'est-à-dire jusqu'à 62 ans. J'étais en pleine forme et je n'avais pas du tout envie de prendre ma retraite. Quelque chose trottait dans ma tête depuis très longtemps : Avoir une activité libérale. Avoir une activité libérale pendant environ 5 ou 6 années et puis peut-être serait-il alors temps de prendre ma retraite. C'est ainsi que j'avais pensé faire de l'assistanat. L'assistanat en kinésithérapie consiste à effectuer des actes de soins et à toucher les honoraires correspondants, en contrepartie le dit assistant reverse un certain pourcentage à un titulaire qui possède cabinet, matériel et clientèle sous la signature d'un contrat bien évidemment. En falt, l'assistant a très peu de frais d'installation si ce n'est un véhicule s'il y a des domiciles à faire, un ordinateur et c'est pratiquement tout. Marielle était d'accord pour que je me lance dans cette activité et je fis donc des recherches et des offres de services. Au bout de quelques temps, j'eus un contact très favorable mais hélas, pour des raisons qui restent assez mystérieuses, ces pourparlers favorables n'aboutirent pas. Au bout d'un certain temps, je commençais à m'impatienter et germait dans ma tête l'idée de créer ou de reprendre un cabinet existant. Il se trouvait qu'un kiné cherchait à vendre son cabinet ou plutôt ses cabinets car il en avait plusieurs dans la région avec des assistants et son épouse. Après avoir pris contact avec lui, les discussions de vente ne furent pas des plus faciles car il fallait connaître le chiffre d'affaire exact du cabinet concerné. Plusieurs personnes exerçaient à des titres différents : Lui, son épouse sur le compte d'un autre cabinet, mais dont les patients me revenaient, des assistants. Finalement après de savants calculs, nous finîmes par tomber d'accord et l'affaire fut conclue ; le 1 janvier 2003 j'avais mon cabinet.

Il y avait bien sur un investissement assez important pour devenir propriétaire du cabinet, du matériel et de la patientèle existante mais dès le début les honoraires rentraient. Marielle n'était pas très favorable et était inquiète tout comme mon père qui vivait seul depuis quelques années après le décès de ma mère. Néanmoins, je tentais d'expliquer que tout allait bien se passer et ils s'aperçurent très vite que j'avais raison. Après avoir monté un dossier solide, une banque m'accorda le prêt qu'il me fallait pour acheter ce cabinet.

Dans la patientèle, il y avait des domiciles et qui n'étaient pas toujours très proche du cabinet, je devais donc trouver une solution pour pouvoir aller chez eux. Il y avait plusieurs possibilités : Le vélo, à pied, le bus, la mobylette ou le scooter, la petite voiture sans permis. Je ne vous en ai pas encore parlé mais j'avais eu à une époque une petite voiture sans permis qui ne s'était pas révélée très concluante pour moi car comme je vous l'ai déjà expliqué, il y a la largeur du véhicule ce qui occasionne un encombrement sur une route beaucoup plus important qu'un vélo ou une mobylette. De plus ce petit véhicule n'avait que 3 roues ce qui le rendait très instable, il était très léger et donc vibrait de toute part quand je croisais par exemple un camion etc etc. Je me disais que maintenant les voitures sans permis étaient sans doute beaucoup plus confortables et beaucoup plus stable et donc plus facile à conduire que celle que j'avais eue. J'ai donc fait un essai mais je n'ai pas opté pour ce mode de transport que j'ai jugé une fois encore dangereux entre mes mains. Par contre le scooter de moins de 50 cc me faisait bien envie, certes je n'allais pas être à l'abri quand il pleuvrait mais en s'équipant pour, cela était possible. Faisant des milliers de kilomètres en vélo, ayant conduit des mobylettes, le scooter n'était pas un problème pour moi malgré mon handicap visuel. J'ai donc opté pour le scooter, il faut aussi savoir que certains confrères qui avaient une voiture commençaient à faire leurs domiciles avec ce type de véhicule dans les grandes villes car ils gagnaient énormément de temps de cette manière donc en fait j'étais dans l'air du temps.

Le matin 2 janvier 2003 il pleuvait et mes premiers patients étaient des domiciles. Marielle ne travaillait pas ce jour-là c'est donc elle qui m'accompagna en voiture pour faire mes premiers patients. L'après-midi j'avais des rendez-vous au cabinet et la journée se passa admirablement bien. Les jours suivants continuèrent à très bien se passer, je faisais mes domiciles en scooter malgré quelques fois le froid et la pluie et j'enchainais avec mes patients au cabinet.

Vous dire combien j'étais heureux ne peut pas s'exprimer tellement c'était magnifique pour moi. J'étais kiné libéral, j'avais mon cabinet et mes patients. Encore une fois un grand rêve se réalisait et la vie me souriait à pleines dents c'était merveilleux.

Mon activité marchait du tonnerre, au bout

d'un an le chiffre d'affaire avait augmenté de 45 % par rapport à mon prédécesseur, de 85 % au bout de deux ans et avait bien plus que doublé à la fin de la troisième année. Evidemment les bénéfices suivaient les chiffres d'affaire mais il fallait beaucoup travailler. Les 35 heures que je faisais à l'hôpital n'avaient plus rien à voir, je faisais environ 70 heures par semaine et ne me plaignais pas, bien au contraire. Quand on est motivé, que le travail plait et que les satisfactions en tous genres sont là, la fatigue, même si elle existe, ne se ressent pas du tout aussi harassante et déprimante que lorsqu'on fait un boulot qui déplait et qui ne vous apporte aucune satisfaction.

Les études que j'avais faites plus jeune me servaient beaucoup : Mes études d'aide comptable me permettaient de faire toute ma comptabilité seul, j'avais juste à la faire contrôler une fois terminée et cela me coutait beaucoup moins chère que de prendre un comptable. Bien que cette activité ne soit pas du commerce, mes études commerciales et mon passé professionnel dans ce domaine m'aidaient vraiment beaucoup car il y avait énormément de similitudes avec le commerce sur le plan contacts humains. Pour ma part, j'avais toujours considéré le commerce comme le fait de rendre un service à quelqu'un ; lorsque je soignais une personne c'était pareil et je crois que beaucoup de techniques commerciales accompagnées d'une bonne compétence professionnelle étaient sans doute les pivots de cette progression super rapide. Vous voyez que toutes les choses que l'on fait peuvent servir un jour ou l'autre.

Un matin de mai 2004, le 24 très exactement, j'étais sur mon scoot en train de relier mon domicile à mon cabinet il m'arriva une chose assez désagréable. En empruntant un grand rond-point un peu en dévers que j'avais l'habitude de prendre je fus embarqué dans une extraordinaire glissade et je ne pus redresser la situation. Quand tout s'arrêta, j'étais à plat-ventre sur la route faisant face aux voitures qui me suivaient, le scoot à côté de moi. Je baignais dans une marre de gas-oil qu'un camion avait perdu. Je me suis redressé tant bien que mal et repris comme je pus mon scoot et chose vraiment catastrophique à mon sens personne ne s'était arrêté pour venir m'aider ou voir si j'étais blessé. Une douleur assez intense était en train de se réveiller au niveau de l'épaule et du bras gauche. J'étais en train de venir sur le bas-côté avec mon scooter quand enfin des personnes vinrent pour m'aider. Je n'en veux pas du tout à ces personnes de ne pas être venu vers moi plus tôt car elles aussi venaient d'être victime du gas-oil, elles avaient fait un tête à queue en voiture et en étaient encore toutes retournées elles aussi. Dans ces moments-là, on se rend compte de l'horreur de l'individualisme, de l'incroyable indifférence de beaucoup de monde ; Pourquoi personne n'est-il descendu de voiture pour me porter secours car j'ai mis du temps à me relever. Toutes les hypothèses peuvent être envisagées : elles ne voulaient pas salir leurs chaussures dans le gas-oil, elles ne voulaient pas être en retard au travail, elles m'avaient évité c'était déjà bien, il n'a qu'à se débrouiller ce n'est pas nos affaires, peut-être que certains ont même du rire de me voir glisser. Toujours est-il, pas une seule personne n'est venue vers moi et je trouve ce comportement dégueulasse, c'est une honte d'agir ainsi et je m'insurge contre cela. Je m'insurge non pas spécialement pour mon cas, mais pour tous les cas comme celui-ci mais aussi sans doute des plus graves. Mais en réfléchissant, je suis en train de me demander si moi, dans pareilles circonstances, est-ce que je me serais précipité pour porter secours ? Je pense que oui ! Après avoir passé des radios, le diagnostic fut le suivant : Fracture non déplacée de l'humérus ; immobilisation du bras coude au corps pendant 5 semaines. J'avais gagné le gros lot pour mon boulot surtout que nous venions de prendre quelques vacances Marielle et moi et que j'avais repris seulement 8 jours avant l'accident et fermer à nouveau le cabinet était difficilement envisageable. J'avais le bras immobilisé collé au corps mais ma main gauche était libre et je pouvais m'en servir sans l'écarter de moi. Je fis quelques essais et me rendis compte que je pouvais travailler en partie. Pour les domiciles il me fallait un remplaçant ; je pus le trouver rapidement par l'intermédiaire de ma fille. C'est ainsi que pendant 5 semaines j'ai travaillé au cabinet avec une fracture du bras gauche. Il y avait certains actes que je ne pouvais pas faire mais dans l'ensemble tout s'était bien passé.

Je ne pense pas que ma faible vision soit responsable de cet accident, certes je n'ai vu le gas-oil que lorsque j'étais couché à plat-ventre dedans mais ceux qui ont glissé devant moi n'avaient sans doute pas une mauvaise vue.

Quand Marielle prit sa retraite de l'hôpital en 2007, elle vint travailler avec moi au cabinet. Elle s'occupait de la partie administrative et des soins d'électrothérapie car elle en avait les compétences avec son diplôme de manipulatrice radio. Elle m'emmenait aussi très souvent en voiture faire mes domiciles et ma vie professionnelle en était très améliorée mais il n'empêche que malgré tout le travail que mon épouse faisait, je continuais à faire mes 70 heures par semaine. En parlant de voiture, cela m'amène à ouvrir une parenthèse : vous vous rappelez sans doute que lorsque j'étais jeune j'aimais les voitures de sports. Bien que mon opinion sur les voitures de courses et de sports ait beaucoup changé avec le temps, comme les affaires marchaient bien nous nous étions offert Marielle et moi un superbe coupé- cabriolet. Certes je ne pouvais pas conduire cette voiture et cela m'était très frustrant mais j'avais néanmoins une superbe bagnole «avec chauffeur s'il vous plait» il ne faut quand même pas toujours se plaindre.

Pendant une période, j'ai également eu un assistant, ce qui me permettait de souffler un peu et de faire un peu moins d'heures. Au bout de quelques temps, pour des raisons familiales il est reparti dans sa région et mon travail reprit comme avant.

En faisant un nombre d'heures aussi important, vous devez bien comprendre que je n'avais plus le temps de pratiquer mon activité cycliste. Pendant toute cette période j'ai donc renoncé à mon sport favori mais vous verrez plus loin qu'à la retraite, je l'ai repris sous une autre forme.

J'ai eu mon cabinet pendant pratiquement 10 ans puisque j'ai arrêté en septembre 2012, j'étais à 3 mois de prendre 70 ans. J'ai essayé de vendre cabinet, patientèle, et matériel (qui était complètement renouvelé par rapport à mes débuts) à une valeur correcte mais cela n'a pas été possible. La conjoncture, les mentalités et les désirs des professionnels n'étaient pas en faveur d'une telle vente. Par connaissance, 2 nouveaux diplômés malvoyants qui sortaient de l'école où j'étais allé reprirent l'affaire mais en fait pour un tout petit prix par rapport à sa valeur réelle. Le plus important pour moi c'était que mes patients ne soient pas abandonnés et ce ne fut pas le cas.

Donc à la fin de l'année 2012, j'étais à la retraite, J'avais 70 ans et j'ai presque regretté d'avoir arrêté trop tôt mais bon, il faut savoir aussi tourner la page et envisager la vie sous une autre forme, chose que je fis.

CHAPITRE 26

VACANCES ET VOYAGES

Pendant quelques années, nous avions continué à aller en vacances avec notre caravane pliante. Nous partions tous les quatre plus le chien de la maison qui faisait partie de la famille et nous allions soit à la mer soit à la montagne mais en principe toujours en France avec Marielle qui conduisait aussi très bien avec la caravane en remorque. Ensuite, nous partions en location et cela était quand même vraiment mieux pour tout le monde. Avec cette formule, nous commencions à aller davantage à l'étranger et nous étions tous content.

Quand j'ai pris le cabinet et que financièrement tout allait bien, les enfants ayant grandis, nous sommes très souvent partis tous les deux mon épouse et moi bien que quelquefois, les enfants venaient avec nous mais ce n'était pas le plus fréquent.

Nous aimons beaucoup voyager, Marielle et moi, et je dois dire que nous en avons bien profité. Nous partions 2 ou 3 fois par an entre 8 ou 15 jours. Très souvent le soir après la fermeture du cabinet nous prenions la route pour Paris afin de prendre l'avion dans la nuit ou tôt le matin pour diverses destinations. Soit nous nous envolions pour une destination fixe, soit pour un itinéraire très souvent en croisière. Nous avons ainsi visité beaucoup de pays ou tout au moins une partie de ces pays : Italie, Espagne, Tunisie, Grèce, Turquie, Egypte, République Dominicaine, Allemagne, Autriche, Russie, Jordanie, Emirats Arabes Unis, Belgique, Pays Bas, Norvège, Suède, Grande Bretagne, Oman, Mexique, République Tchèque, Bulgarie etc. Tous ces pays et les lieux de ces pays où nous sommes allés je les ai vus bien sûr avec mes yeux de malvoyant, mais j'en garde des souvenirs extraordinaires comme par exemple un fabuleux couché de soleil sur Istanbul et les toits de ses mosquées vus du bateau de croisière qui quittait le port de cette ville, même si je n'ai pas vu les choses comme les autres passagers les ont vues, il n'en reste pas moins que j'ai trouvé ce spectacle splendide et inoubliable. Pour citer un deuxième exemple peut-être pas pour sa beauté mais pour son aspect très pittoresque, c'est le parc naturel protégé sur l'île de Lanzarote aux Canaries. Tout le monde dit que c'est un paysage lunaire, peut-être, moi je n'en sais rien car je ne suis jamais allé sur la lune, mais ce que je peux dire c'est que de ma vie, je n'ai jamais vu nulle part un paysage de ce type. Nous traversons à perte de vue des champs et des montagnes de lave noire et quand on nous fait descendre du bus qui fait la visite, un monsieur enfonce une pelle à 20 centimètres de profondeur et nous fait toucher ce qu'il a dans sa pelle en disant de faire attention et pour cause car ce que l'on touche est brulant et là il n'y a aucune contestation puisque je l'ai vu avec mes doigts. On se rend compte devant une telle expérience combien nous sommes petits et vulnérables devant cette force qu'est la nature.

Je pourrais vous citer des récits de voyage à l'infini mais je ne veux pas vous ennuyer outre mesure. Sachez simplement que tous ces voyages et séjours ont été pour nous très agréables et très appréciés.

CHAPITRE 27

PENDANT CE TEMPS-LA

Pendant ce temps-là, la famille grandissait et évoluait. Pour moi, la famille est très importante au sens large du terme, donc l'importance est encore plus grande pour les personnes proches de moi qui sont intimement liées à ma vie. Je veux que vous compreniez bien que même avec un gros handicap, il est possible de vivre normalement ou presque et qu'il est également possible de fonder une famille heureuse. Bien sûr je ne suis pas le seul à avoir contribué à cette réussite.

Mes enfants ont suivi leurs cycles d'études jusqu'au bac. Ensuite, Sylvie est devenue laborantine et Carl-Albain prof de langues. (Oui, je sais, ces professionnelles ne s'appellent plus laborantines mais techniciennes de laboratoire). Mais pourquoi est-ce que l'on a changé ce nom comme plein d'autres d'ailleurs ; laborantine était à mon sens beaucoup plus poétique non ? Bref, ce n'est sans doute pas à moi de discuter ces grandes décisions. Comme beaucoup d'enfants, ils ont fait de la musique et du sport.

Après que Voyou soit parti pour le paradis des gentils chiens, Sylvie offrit à Carl-Albain pour ses 9 ans une petite chienne Border Collie qui se nomma Gennie. Cette chienne fit d'énormes et innombrables parties de foot avec son petit maître. Depuis tout ce temps, Gennie a rejoint elle aussi le paradis des chiens gentils.

Sylvie est maman d'un petit garçon : Hugues, notre petit fils qui a maintenant 7 ans.

Je ne parlerai pas plus de mes enfants car je ne m'autorise en aucun cas à rentrer plus que cela dans leurs vies privées. J'ajoute simplement que la vie de chacun d'eux est très intéressante et très riche.

En ce qui concerne mon épouse, vous savez déjà plein de choses la concernant mais bien loin de tout connaître. Elle aime bien la politique, a été et est passionnée par la vie de notre petite ville d'un peu plus de 6000 habitants. C'est ainsi qu'elle devint conseillère municipale je crois en 2002 et elle est en train d'effectuer son troisième mandat. Dans sa fonction professionnelle de manipulatrice radio elle avait fait du diagnostic mais elle a aussi travaillé assez longtemps en radiothérapie avec des patients ayant de très grosses pathologies et quand on lui parle de petits bobos ou par exemple de petits rhumes, elle a tendance à se moquer un peu. Il faut comprendre son comportement, quand en plus de son boulot, on connait tous les problèmes de santé qu'elle a subis. Après avoir pris sa retraite, elle eut à nouveau un cancer du sein cette fois ci de l'autre côté avec ablation, chimio et radiothérapie à nouveau. Je ne vais pas énumérer ici toutes les interventions chirurgicales qu'elle a subie surtout ces dernières années car elle ne tient pas à ce que l'on étale tout cela et je la comprends mais sachez qu'elle en a subi énormément. Actuellement elle a des problèmes d'équilibre et a quelques difficultés pour marcher mais elle a toujours un moral d'acier.

Quant à mes parents, ils sont décédés tous les deux. Ma mère dans sa 85 ème année après avoir souffert très longtemps de choses diverses mais surtout de rhumatismes. Elle a terminé sa vie en étant traitée par dialyse. Mon père est décédé dans sa 98 ème année et l'on peut dire qu'il est resté en pleine forme jusqu'à l'âge de 96 ans. Encore merci à tous les deux pour tout ce que vous avez fait pour moi et je peux dire pour nous.

CHAPITRE 28

MA SANTE

Si ma santé n'a pas été épargnée pendant mon enfance, par la suite je pense que je n'ai pas à me plaindre. Certes j'ai eu quelques petits rhumes ou angines et ce que j'ai déjà expliqué lors de mes différents récits. A vrai dire je n'ai eu qu'un seul gros problème de santé et je me demandais bien si c'était du lard ou du cochon.

Le 12 mars 1998, 2 jours avant de faire notre premier périple de 1050 kilomètres vers l'Espagne je fus pris d'un mal terrible dans le ventre. Je fus transporté aux urgences de l'hôpital et mis en observation. La douleur s'étant estompée petit à petit avec des antis douleurs je pus sortir le soir avec comme diagnostic : Peut-être le stress dû à la sortie vélo d'une semaine qui devait avoir lieu le surlendemain. Mon médecin ne voulait pas que je parte pour faire cette sortie mais vous devez bien vous imaginez que dans ma tête ce n'était pas du tout la même chanson. Puisque cela était sans doute dû au stress et que je n'avais plus mal le lendemain de cette crise pourquoi ne pas y aller. Marielle était elle aussi un peu inquiète et me connaissant ne savait pas trop quoi dire devant ces deux éventualités.

Le 14 mars au matin j'étais au départ et en pleine forme pour assurer le pédalage et ma fonction de kiné. Tout s'était très bien passé et aucune douleur au niveau du ventre ne s'était manifestée.

Cinq ou six mois plus tard une douleur identique à celle que j'avais eue se manifesta à nouveau. Le diagnostic après examens divers fut le suivant : diverticules au niveau du gros intestin avec intervention assez rapide si possible afin qu'il n'y ait pas obstruction.

Courant janvier 1999 je fus donc hospitalisé pour une intervention chirurgicale considérée comme assez banale. Cette intervention devait se faire sous coelioscopie et ne pas occasionner de problème particulier. Je suis donc parti en salle d'opération et me suis totalement réveillé aux soins intensifs. C'est là que l'on m'expliqua que les choses ne s'étaient pas passées très facilement. Le temps passait, les gaz du sang n'étaient pas bons, il fallait se dépêcher. Le chirurgien décida donc de laisser tomber la coelioscopies et d'ouvrir très largement. (J'ai une cicatrice qui va du nombril au bas ventre). J'appris un

Un peu plus tard que l'intervention avait duré plus de 6 heures. La chose la plus importante était qu'il n'y avait rien de malin dans les analyses. Tout cela aurait pu se terminer comme cela mais non. Jour après jour, j'étais de plus en plus mal je ne pouvais pas aller à la selle, j'étais nourri par perfusions et je vomissais tout ce que l'on me perfusait. J'avais l'impression de perdre pieds d'heure en heure, je ne savais plus comment me placer tellement j'étais mal, toutes mes forces m'abandonnaient et je craquais complètement.

C'est alors que Marielle se montra, se fit entendre et c'est après une radio qui montrait qu'il y avait obstruction (un nœud dans les boyaux) que l'on décida de me réopérer. Je pense que si Marielle ne s'était pas fâchée cette décision aurait été prise mais peut-être avec plus de retard.

Je fus donc réopéré et cette dernière intervention dura environ 3 heures. On me ramena aux soins intensifs et là tout se compliqua à nouveau. J'étais très affaibli par ces deux grandes interventions et par l'entre deux qui avait été très difficile pour moi. Je me suis ramassé pour commencer une grosse infection pulmonaire puis une forte allergie et enfin pour couronner le tout un staphylocoque. Je suis resté aux soins intensifs presque un mois et j'ai mis de longues semaines à retrouver la forme. Au niveau sportif, je peux même dire que sur le vélo je n'ai jamais retrouvé la pêche que j'avais avant cet épisode de santé.

CHAPITRE 29

MA VIE ASSOCIATIVE

Je vous ai raconté ce qui s'était passé quand j'avais été suppléant du délégué des élèves à l'école de kiné, je n'y reviendrai donc pas.

Ensuite, j'ai été secrétaire adjoint d'un conservatoire de musique en 86-87. Je n'y suis pas resté très longtemps car premièrement j'ai quitté cet endroit assez vite vous savez pourquoi. Deuxièmement Sylvie prenait des cours de solfège et de piano avec le chef d'orchestre qui faisait partie du bureau et cela ne se passait pas très bien. Quand elle avait cours elle souffrait de grosses coliques alors qu'auparavant avec un autre professeur tout se passait à merveille. Nous considérions la musique avant tout comme un loisir et donc pas pour être malade. Enfin lors des réunions j'avais toujours l'impression que tout était fait à l'avance et que nous étions là pour donner notre approbation et non pour discuter des choses avant de décider.

J'ai été membre du bureau du club cycliste dont je faisais partie et qui possédait une centaine d'adhérent. En plus de ma participation à toute l'organisation et aux décisions à prendre, je m'occupais des inscriptions à tous les brevet randonneurs sportifs et cyclosportives. Je suis resté à ce poste plusieurs années.

Je fus aussi membre du bureau d'une association multi sports.

Concernant le cyclisme, j'ai également fait partie du comité d'organisation d'un grand B R S où là aussi en plus de ma participation sur le plan général, j'avais pour travail de m'occuper des animations sur la course et à l'arrivée. J'avais également mis en place un service de kinés assuré par des élèves kinés encadrés. Ce service était très apprécié des coureurs.

Je fus également trésorier puis ensuite président d'une association d'anciens élèves kinés que nous avions montée avec des collègues pour faire un réseau national d'aide à l'emploi des kinés mal et non-voyants. Ce ne fut pas un immense succès car il était très difficile de motiver des personnes toutes éloignées voir très éloignées les unes des autres.

Actuellement, je suis membre du comité directeur de la retraite sportive de notre ville qui compte environ 250 adhérents.

Ce qui ressort de toutes mes expériences dans ce domaine c'est que ce sont toujours les mêmes qui s'impliquent. Ce sont aussi toujours les mêmes qui grognent et qui ne sont jamais contents mais jamais disponibles pour aider à une tâche quelconque.

Néanmoins, j'ai été et suis toujours très heureux de participer au monde associatif malgré quelquefois des moments un peu durs mais compensé par tellement de moments agréables.

CHAPITRE 30

MA RETRAITE

J'ai donc pris ma retraite en septembre 2012, 3 mois avant mes 70 ans. Quand on se retrouve sans rien d'obligatoire alors que la veille vous faisiez 70 heures de boulot par semaine, même si vous vous y étiez préparé, cela fait tout drôle.

Au début je me suis occupé du jardin, j'ai fait certains travaux dans la maison que j'avais prévus, nous avons un peu voyagé mon épouse et moi puis je me suis remis un peu au vélo mais sur home-trainer. Ce n'était pas vraiment le travail qui me manquait mais les contacts humains. Pendant environ 1 an j'ai pu vraiment décompresser ce qui m'a fait quand même beaucoup de bien mais il fallait que je vois plus de monde.

Il y avait dans notre petite ville une association de retraités sportifs qui pratiquaient plusieurs activités sous couvert de la Fédération Française de la Retraite Sportive. J'ai pris une licence et j'ai commencé par la pratique de la randonnée pédestre puis ensuite la marche nordique. Je suis actuellement membre du bureau du comité directeur et animateur de gym en plus de mes deux autres activités. Ainsi, j'ai de bonnes activités physiques et j'ai beaucoup de contacts humains ce qui est parfait.

En plus, comme activités physiques je l'ai dit je me suis remis au vélo. Je ne sais pas si mon âge y est pour quelque chose mais maintenant j'ai peur de faire du vélo sur la route. Pour cette raison j'ai opté pour le home-trainer, mais pas le home-trainer de papa, non, je fais du h t virtuel. En fait ce matériel a beaucoup évolué et je trouve cela vraiment formidable. Pour résumer, j'ai des parcours multiples du monde entier, ces parcours passent sur une tablette fixée au guidon ou sur un ordinateur ou encore mieux sur l'écran de la télé. Ces parcours défilent à la vitesse de notre pédalage et la résistance augmente ou diminue en fonction du terrain qui défile. Il est même possible de faire des compétitions avec d'autres cyclistes internautes. Il ne manque que le ressenti de la météo et les vrais contacts avec les copains cyclistes pour être vraiment parfait. Ainsi, je peux par exemple monter le Tourmalet, l'Aubisque, le mont Ventoux etc . Je peux même me créer des circuits.

Dans mes diverses activités de retraité j'ai fait

dernièrement un baptême de l'air en montgolfière et en para-moteur. La montgolfière est très agréable même si avec ma vue je n'apprécie peut-être pas aussi bien qu'une personne qui voit bien mais j'ai malgré cela éprouvé beaucoup de plaisir. La seule chose qui m'a gênée, c'est le bruit que fait le brûleur qui rompt très souvent le silence dans lequel on se trouve. Quant au para-moteur, c'est autre chose. Nous étions deux le pilote et moi, au départ je me demandais si nous n'allions pas nous écraser au sol car nous étions baladés très fortement de droite et de gauche, d'avant en arrière puis au fur et à mesure les sensations devenaient moins puissantes. Au bout d'un petit moment tout s'était transformé en une expérience très agréable et j'en garde un extraordinaire souvenir.

J'ai aussi appris l'autohypnose et je me suis aperçu que sans le savoir j'avais en quelques sortes un peu pratiqué cette technique. Vous souvenez vous de tous mes rêves dont beaucoup se sont réalisés et bien il y a une certaine similitude avec l'autohypnose. Petits rappels : Je rêve d'être coureur cycliste, de bricoler, d'être musicien et de jouer dans une splendide salle, d'être kiné, de fonder une famille, de voitures de sports ; tous ces rêves là se sont réalisés. Il en est d'autres qui ne sont pas encore arrivés, patientons et nous verrons bien.

En ce qui concerne les voyages, nous n'en faisons presque plus, non pas que nous n'aimons plus cela mais Marielle marche très difficilement et a des problèmes d'équilibre nous sommes donc pour le moment à l'arrêt dans ce domaine. Nous partons simplement un peu en vacances avec les enfants et notre petit fils en location et ce n'est pas si mal que cela.

Je profite aussi de ma retraite pour lire beaucoup plus qu'auparavant. A ce sujet les liseuses sur lesquelles les textes peuvent être grossis en restant bien cadrés ont changées considérablement et agréablement ma vie pour la lecture. Encore une adaptation merveilleuse.

Mon récit va bientôt se terminer, en voici maintenant la conclusion.

CONCLUSION

En écrivant ce livre, je me suis mieux rendu compte du chemin que j'avais parcouru depuis ma naissance. J'ai beaucoup mieux pris conscience de ce qu'avait été ma vie jusqu'à maintenant. Cette vie pleine de rebondissements en tous genres, quelquefois triste mais très souvent pleine de gaieté et de joies. En fait une vie super enrichissante et qui somme toute bien réussie si l'on en juge aux résultats globaux.

J'ose espérer que vous lecteurs ne m'avez pas trouvé trop ennuyeux en lisant toute mon histoire. J'ai essayé de faire de mon mieux pour qu'il n'en soit pas ainsi.

J'espère que le message que je souhaitais transmettre aux personnes handicapés et à toutes personnes rencontrant divers problèmes a été atteint et que chacun pourra en tirer profit.

Que personne n'oublie qu'il ne faut jamais baisser les bras, qu'il ne faut jamais s'avouer vaincu, toujours aller de l'avant, en toutes circonstances se battre contre vents et marrais.

Je vous souhaite à tous bonne chance et je terminerai par cette petite phrase : Si tu ne peux pas faire ce que tu aimes, aimes ce que tu peux faire.

FIN

TABLE DES MATIERES

Préambule	7
Chapitre 1 Bonjour	11
Chapitre 2 Diagnostic	15
Chapitre 3 Mon enfance	19
Chapitre 4 L'accident	33
Chapitre 5 L'école	39
Chapitre 6 Après l'école	63
Chapitre 7 Ma première jeunesse	69
Chapitre 8 Ma deuxième jeunesse	85
Chapitre 9 Commercial et o s	101
Chapitre 10 Encore un nouvel emploi	107
Chapitre 11 Musique	111
Chapitre 12 Une rencontre importante	119
Chapitre 13 Peut-être trop d'emballement	127
Chapitre 14 Beaucoup de changements	131
Chapitre 15 Un premier bébé	135

Chapitre 16 Une décision qui va tout changer	141
Chapitre 17 Mes études de kiné	149
Chapitre 18 Un deuxième bébé	161
Chapitre 19 Angoisses et sursauts	165
Chapitre 20 Mes débuts de masseur kiné	169
Chapitre 21 Bricolage et gros travaux	179
Chapitre 22 : Mes impossibilités	183
Chapitre 23 Travail et formations	187
Chapitre 24 Le vélo et moi	193
Chapitre 25 Activité libérale	211
Chapitre 26 Vacances et voyages	221
Chapitre 27 Pendant ce temps-là	225
Chapitre 28 Ma santé	229
Chapitre 29 Ma vie associative	233
Chapitre 30 Ma retraite	237
Conclusion	241
Table des matières	243

L'image de la couverture est très symbolique pour moi. C'est une photo que j'ai prise au Cap Nord à 0 heure, (LE SOLEIL DE MINUIT).

A mes yeux, cela représente : « LA LUMIERE DANS LA NUIT ».